MAURICE CAZIN

Ancien Président de la Société des Chirurgiens de Paris
Chirurgien en Chef de l'Hôpital-Annexe du Val-de-Grâce n° 3
(Ecole Polytechnique)

Notes

cliniques et thérapeutiques de

CHIRURGIE

DE GUERRE

FRACTURES DU CRANE — RÉPARATION DES PERTES
DE SUBSTANCE DE LA VOUTE DU CRANE — FRACTURES COMPLIQUÉES
DE L'HUMÉRUS ET DU FÉMUR — PLAIES ARTICULAIRES
MÉTHODE DE DANYSZ — SÉRUM DE LECLAINCHE ET VALLÉE
RÉSULTATS DE L'HOSPITALISATION PRÉCOCE DES BLESSÉS

A. MALOINE ET FILS, ÉDITEURS

27, Rue de l'Ecole-de-Médecine, 27

PARIS, 1916

Notes cliniques et thérapeutiques

de

CHIRURGIE DE GUERRE

MAURICE CAZIN

Ancien Président de la Société des Chirurgiens de Paris
Chirurgien en Chef de l'Hôpital-Annexe du Val-de-Grâce n° 3
(Ecole Polytechnique)

Notes

cliniques et thérapeutiques de

CHIRURGIE

DE GUERRE

FRACTURES DU CRANE — RÉPARATION DES PERTES
DE SUBSTANCE DE LA VOUTE DU CRANE — FRACTURES COMPLIQUÉES
DE L'HUMÉRUS ET DU FÉMUR — PLAIES ARTICULAIRES
MÉTHODE DE DANYSZ — SÉRUM DE LECLAINCHE ET VALLÉE
RÉSULTATS DE L'HOSPITALISATION PRÉCOCE DES BLESSÉS

A. MALOINE ET FILS, ÉDITEURS
27, Rue de l'Ecole-de-Médecine, 27
PARIS, 1916

TRAITEMENT DES FRACTURES DU CRANE

PAR PETITS PROJECTILES

Parmi les nombreux cas de fractures du crâne que j'ai soignés, soit à l'Hôpital Annexe du Val-de-Grâce n° 3, si parfaitement aménagé à l'École Polytechnique par Mme Andrée Messimy, soit à l'Hôpital Auxiliaire des Petites Sœurs de l'Assomption, soit à l'Ambulance du Bon Marché, soit à l'Hôpital Auxiliaire n° 79, dirigé par M. le Dr Whitman, un très petit nombre de blessés nous est arrivé directement du champ de bataille, après évacuation rapide.

La plupart, au contraire, provenaient d'évacuations secondaires et avaient été trépanés plus ou moins largement. Quelques-uns étaient atteints de méningo-encéphalite à laquelle ils n'ont pas tardé à succomber. Plusieurs autres avaient une volumineuse hernie cérébrale avec sphacèle du tissu hernié, et ont également succombé, malgré tout ce que nous avons tenté pour essayer de les sauver. D'autres étaient en bonne voie de guérison, quoique suppurant abondamment, mais, après quelques jours de traitement, notamment par le nitrate d'argent à 1 pour 200.000, suivant la méthode de Danysz, la suppuration s'est bientôt tarie, et la cicatrisation définitive a été obtenue avec une rapidité surprenante. D'autres enfin étaient cicatrisés, mais chez quelques-uns on distinguait nettement les battements du cerveau soulevant une cicatrice cutanée bien fragile, la brèche osseuse n'étant pas réparée complètement ; dans ces cas, après avoir attendu encore quelque temps, pour m'assurer que la perte de substance osseuse était définitive et que sa réparation ne pouvait se terminer spontanément, j'ai procédé à une ostéoplastie, avec des résultats excellents que j'exposerai plus loin.

En présence de cas aussi disparates, souvent sans aucun renseignement sur la nature des lésions, je ne voudrais pas formuler des conclusions au point de vue des indications de la trépanation.

Je me bornerai donc à envisager les cas de fractures *par petits projectiles* qui me sont arrivés directement, après évacuation sur Paris, sans intervention chirurgicale.

Chez un malade du Dr Triboulet, qui, hospitalisé à l'Ambulance du Bon Marché, paraissait atteint de plaies non pénétrantes du crâne, par éclats d'obus, un écoulement pulsatile de pus au niveau d'une de ces plaies, située dans la région occipitale supérieure, nécessita un débridement et une trépanation au niveau du très petit orifice par lequel le pus s'écoulait; je pus ainsi ouvrir largement un abcès cérébral du volume d'une grosse noix, et une guérison rapide fut le résultat de mon intervention.

Dans un cas de fracture, siégeant au niveau de la partie supérieure de la région fronto-pariétale gauche, avec aphasie et paralysie du membre supérieur droit, observé avec le Dr Magdelaine, la trépanation m'a permis d'enlever plusieurs esquilles projetées dans la substance cérébrale et le petit éclat d'obus qui avait déterminé la fracture, en même temps qu'elle a donné issue à une certaine quantité de sang collecté et de matière cérébrale en bouillie. L'intervention a été suivie d'une amélioration immédiate au point de vue du pouls, qui de 58 pulsations est monté à 75 dès le lendemain. Quinze jours plus tard, le malade a commencé à prononcer quelques paroles, après avoir d'abord proféré des sons inarticulés; il est actuellement guéri ; aphasie et paralysie ont complètement disparu.

Trois autres blessés, atteints de fracture du crâne par balle de Mauser, avec issue de matière cérébrale, ont guéri sans trépanation, après simple nettoyage des orifices d'entrée et de sortie à la teinture d'iode, suivi de drainage, et c'est principalement sur ces cas que je voudrais insister.

Les radiographies faites par M. Dupoux dès l'arrivée des blessés à l'Hôpital Messimy avaient permis de préciser l'absence d'indications de trépanation immédiate, du fait de la disposition des lésions osseuses, de même que l'examen clinique n'indiquait aucun signe de compression. L'examen radiographique est très utile au point de vue des indications de la trépanation, mais il est évident que, si l'on n'a pas à sa disposition une installation radiographique, on est obligé de trépaner même sans indication formelle; c'est ainsi que l'on doit faire un grand nombre de trépanations dans les formations de l'avant malgré l'impossibilité de se renseigner par la radiographie sur la nature des lésions.

Je dois ajouter que ces blessés ont bénéficié de soins immédiats

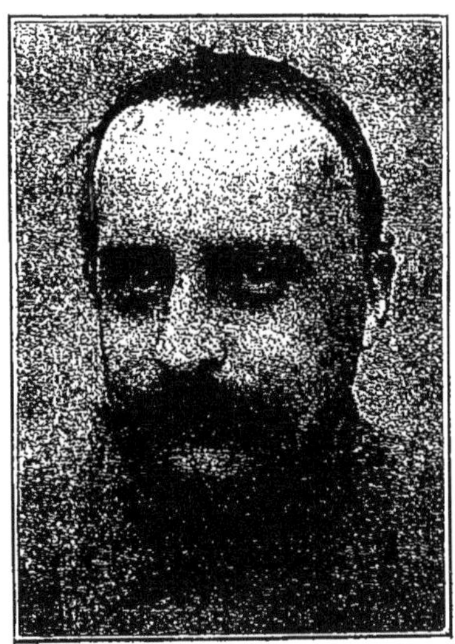

Fig. 1. — B... François. Double plaie pénétrante de la région frontale, après cicatrisation complète.

et d'une hospitalisation précoce, ce qui peut être considéré comme la principale raison de leur guérison rapide.

C'est ainsi que le soldat B... François, âgé de 30 ans, du 85ᵉ d'Infanterie, blessé le 2 septembre 1914, a eu immédiatement son pansement individuel, puis a reçu en cours de route un deuxième pansement, et est arrivé le 4 septembre, à 10 heures du soir, à l'Hôpital Messimy, où ses plaies ont été soigneusement désinfectées à la teinture d'iode. On a constaté à ce moment l'existence d'une double plaie pénérante de la région frontale (fig. 1), par balle de fusil, avec issue de matière cérébrale au niveau d'un des deux orifices.

La radiographie de face (fig. 2), faite le lendemain matin, a montré l'existence d'une double fracture du frontal en même temps qu'une radiographie de profil indiquait qu'il n'y avait pas d'enfoncement de la table interne. Il nous a semblé qu'il n'y avait aucune indication de trépanation, les deux orifices se drainant bien et donnant lieu à un écoulement assez abondant ; les battements du cerveau ont été nettement perceptibles, pendant une dizaine de jours, au fond de la plaie la plus large, correspondant vraisemblablement à l'orifice de sortie.

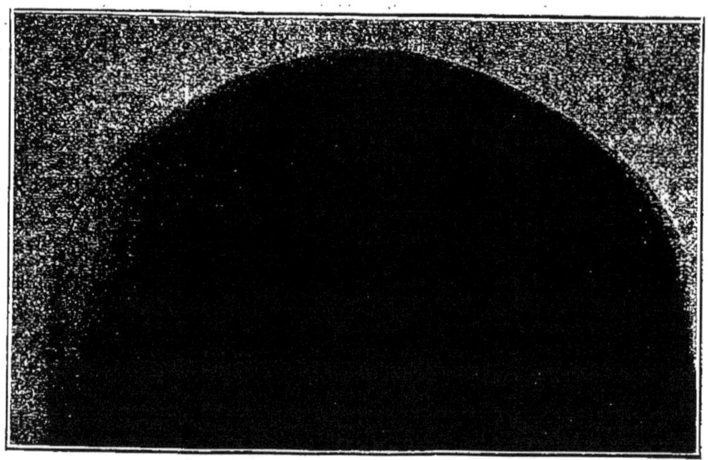

Fig. 2. — B... François. Radiographie de face montrant à droite un orifice ovalaire correspondant à l'entrée du projectile, et à gauche une fracture étoilée correspondant à la sortie.

Le 7 septembre, le blessé a fait une poussée fébrile à 40°, puis la température est tombée trois jours plus tard, après une série d'injections sous-cutanées d'électro-palladiol, répétées deux fois par jour, à la dose de 50 centimètres cubes.

Le blessé est sorti complètement guéri, le 12 octobre 1914, pour rejoindre le dépôt de son corps.

Chez un autre soldat, D... François, âgé de 26 ans, du 4ᵉ génie, blessé le 19 septembre 1914, arrivé le 22 septembre à l'Hôpital de Mᵐᵉ Messimy, il existait une fracture du crâne au voisinage de la

suture pariéto-temporale du côté gauche, avec issue du projectile
(fig. 3). Ce malade, que M. Babinski a bien voulu examiner à plusieurs reprises, a présenté des troubles d'aphasie avec cécité verbale,
sans agraphie ni surdité verbale, et de l'hémianopsie, qui persistait
encore, quoique très diminuée, au moment où le blessé est parti
en convalescence. Quant aux plaies correspondant aux orifices d'entrée et de sortie, elles ont été cicatrisées au bout de trois semaines.

J'ai réuni également une série de radiographies qui se rapportent à un troisième cas de fracture du crâne, intéressant la région

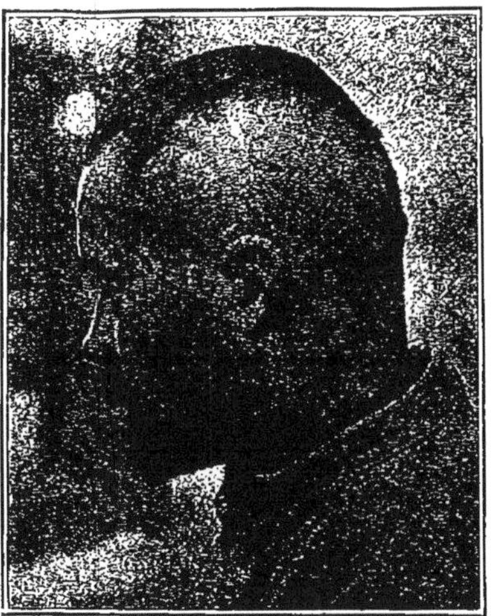

Fig. 3. — D... Fracture du crâne suivie d'aphasie avec cécité verbale et d'hémianopsie.

frontale, chez un soldat de 29 ans, L... Aristide, du 238e d'Infanterie, hospitalisé dans les quarante-huit heures. Ce blessé a eu une
plaie pénétrante du lobe frontal droit, avec issue d'un peu de matière
cérébrale au niveau d'un des orifices, d'entrée ou de sortie, du projectile. Les radiographies prises de profil (fig. 4) indiquaient un soulèvement de la table externe du frontal, mais pas d'enfoncement de la
table interne, et là encore il nous a semblé qu'il n'y avait pas lieu de
trépaner. Après avoir présenté de la confusion mentale et un degré
d'hébétude assez prononcé, ainsi que des troubles d'incontinence

urinaire et stercorale, il a pu circuler dans l'hôpital un mois après son entrée, et sa guérison était complète quinze jours plus tard.

Voici enfin un cas qui justifie bien les réserves que l'on doit toujours faire au point de vue du pronostic *éloigné* des fractures du crâne, avec ou sans trépanation,

Le soldat L... Emile, du 304ᵉ d'Infanterie, blessé le 21 septembre 1914, et hospitalisé aussi le deuxième jour de sa blessure, avait une

Fig. 4. — L... Aristide. Fracture du frontal avec soulèvement de la table externe. et plaie pénétrante du lobe frontal droit.

fracture de la région mastoïdienne gauche, où se trouvait l'orifice de sortie du projectile, entré par la fosse temporale du même côté. Les plaies ont guéri rapidement, mais le malade conservait, avec une perte de l'ouïe du côté gauche, une paralysie faciale incomplète, probablement due à une lésion du nerf dans son trajet pétreux.

Cet homme paraissait en bonne voie de guérison et conservait seulement, dans la région mastoïdienne, un tout petit trajet fistuleux qui de temps à autre donnait issue à de minuscules séquestres. Il passa quelques semaines en convalescence à l'Hôpital auxiliaire 79,

sous la direction de mon excellent ami le Dr Whitman, puis revint à
l'Hôpital Messimy, demandant à être opéré de cette fistule osseuse
qui semblait devoir persister indéfiniment. Un simple débridement
cutané mit à nu une perte de substance osseuse ayant les dimensions
d'une pièce de deux francs environ ; la dure-mère était soulevée à
ce niveau par les battements du cerveau. L'intervention se borna à
ce débridement du cuir chevelu, et nous pensâmes qu'il y aurait
lieu d'intervenir ultérieurement pour combler par une ostéoplastie
la perte de substance osseuse. Un pansement à plat fut appliqué sur
la plaie, et le malade reporté dans son lit. La journée fut tout à fait
normale, mais le lendemain matin le malade paraissait très abattu
et bientôt entrait dans le coma, pour succomber rapidement.

L'autopsie n'a pas été faite, et il n'est pas facile d'expliquer cette
mort tout à fait inattendue en raison du caractère insignifiant de
l'intervention.

Comme je l'ai dit déjà, il est impossible de tirer aucune conclu-
sion d'une série de cas aussi disparates, au sujet du traitement des
fractures du crâne. Tout au plus peut-on dire que, en raison de la
facilité avec laquelle peuvent guérir des plaies pénétrantes du cerveau par petits projectiles, on est en droit d'être éclectique au point
de vue du traitement, et de se borner à débrider et à nettoyer les
orifices d'entrée et de sortie, en ne trépanant que lorsque l'indication résulte soit de l'examen clinique, soit de l'examen radiographique, à la condition, bien entendu, que le blessé soit hospitalisé aussi
rapidement que possible dans un service chirurgical, où il peut être
suivi de près et opéré immédiatement dès que cela paraît nécessaire.

DE LA RÉPARATION DES PERTES

DE SUBSTANCE DE LA VOUTE DU CRANE

Les pertes de substance osseuse consécutives aux trépanations pour fractures de la voûte cranienne par blessures de guerre se réparent spontanément dans la plupart des cas, mais il en est pourtant qui ne se comblent qu'incomplètement par du tissu osseux et sont alors recouvertes en partie par une cicatrice cutanée, au-dessous de laquelle les battements du cerveau restent perceptibles.

On se trouve donc dans les mêmes conditions que si l'on avait dû réséquer une large portion d'os pour enlever par exemple un sarcome, et, si l'on ne veut pas exposer à des accidents graves les malades dont le cerveau n'est en somme protégé contre les traumatismes que par le cuir chevelu, au niveau de la perte de substance osseuse, il est indispensable de combler celle-ci soit par une interposition d'un corps étranger lamellaire entre la dure-mère et le revêtement cutané, soit par une ostéoplastie.

Les différents procédés de prothèse cranienne, qui consistent à placer sous le cuir chevelu, au niveau de la perte de substance osseuse, une plaque métallique ou une plaque de celluloïde, de caoutchouc, etc., sont aujourd'hui abandonnés par la majorité des chirurgiens, de même que tous les procédés de plombage des os longs, qui nous ont donné chez les animaux des résultats intéressants, dans les expériences que nous avons publiées il y a une vingtaine d'années avec le Professeur Duplay, mais qui, appliqués chez l'homme à l'obturation des cavités osseuses pathologiques, aboutissent toujours, après un temps plus ou moins long, à l'élimination des corps étrangers (1).

L'emploi des plaques de celluloïde pour la réparation des pertes de substance de la boîte cranienne a été, en particulier, définitivement condamné, de l'avis de tous les chirurgiens qui s'en étaient servi. L'élimination, en effet, se produit plus ou moins tardivement, alors que la plaie est complètement cicatrisée et que le succès opératoire paraît définitivement acquis.

En ce qui concerne les ostéoplasties réalisées soit avec des greffes *autoplastiques*, c'est-à-dire provenant du sujet lui-même, soit avec des greffes *hétéroplastiques*, c'est-à-dire empruntées aux animaux, il est généralement admis, depuis Ollier, que seules les premières ont chance de persister, bien que plusieurs chirurgiens, Mac Ewen et Ricard (2) notamment, aient obturé avec succès des pertes de substance de la voûte cranienne au moyen d'une omoplate de lapin ou d'un fragment d'os iliaque de chien.

C'est donc aux greffes autoplastiques, c'est-à-dire aux greffes empruntées au sujet, qu'il est préférable d'avoir recours, surtout si l'on prend la greffe osseuse sur une partie du crâne voisine de la perte de substance et si l'on arrive à pouvoir l'appliquer sur celle-ci sans l'avoir détachée des parties molles qui la recouvrent et contiennent les rameaux vasculaires et nerveux assurant sa vitalité.

C'est là en réalité le procédé d'ostéoplastie recommandé depuis longtemps par Ollier (3), qui conseille, pour recouvrir l'ouverture résultant d'une trépanation, de « découper des lambeaux ostéo-cutanés et de tailler avec une scie fine ces lambeaux... Par une section parallèle, on détache la plus grande épaisseur de la paroi cranienne qu'on laisse adhérer au péricrâne et à la peau. Il faut avoir soin seulement que la scie ne dépasse pas la table interne. On achève ensuite la trépanation et l'on réapplique le lambeau ostéo-cutané sur l'ouverture ».

---

(1) S. Duplay et M. Cazin. De la réparation immédiate des pertes de substance osseuse à l'aide de divers corps aseptiques. *Archives générales de Médecine,* novembre 1892.

(2) Ricard. *Gazette des Hôpitaux,* 3 février 1891, p. 121.

(3) Ollier. Traité des résections, 1891, t. III, p. 760.

C'est suivant ce principe que Ch. Nélaton avait combiné son procédé de rhinoplastie par glissement d'un lambeau frontal ostéo-cutané (1).

C'est également d'après le principe d'Ollier que Kœnig (2) a employé, pour la réparation des pertes de substance de la voûte du crâne, un procédé *d'autoplastie par glissement*, dans lequel on taille l'un à côté de l'autre *deux lambeaux à pédicules opposés*, de façon à ce qu'on puisse les croiser en les remplaçant l'un par l'autre ; l'un des deux lambeaux est constitué par les parties molles recouvrant la perte de substance osseuse, l'autre est un lambeau ostéo-cutané doublé d'une lame osseuse taillée exactement comme dans le procédé d'Ollier ; dans le croisement des lambeaux, chacun d'eux prend la place de l'autre, et de cette façon la brèche cranienne se trouve obturée par la lame osseuse du lambeau ostéo-cutané.

Le procédé ne peut être appliqué dans les cas, de beaucoup les plus fréquents, dans lesquels le revêtement cutané masquant l'ouverture du crâne est extrêmement mince, peu vascularisé, et très peu résistant, étant constitué exclusivement par du tissu cicatriciel, de sorte qu'il ne faut pas songer à en faire un lambeau capable de se substituer au lambeau ostéo-cutané taillé au voisinage de la brèche osseuse.

En pareil cas, *après ablation de la cicatrice cutanée* inutilisable qui recouvre la perte de substance, on taille à proximité de l'ouverture cranienne, *en tissu sain*, c'est-à-dire dans une partie du cuir chevelu qui a été épargnée par le traumatisme, un lambeau à large pédicule inférieur correspondant autant que possible au territoire des troncs vasculaires les plus importants situés dans le voisinage, après avoir calculé les dimensions de ce lambeau de façon à ce qu'il puisse sans la moindre traction recouvrir entièrement la plaie résultant de l'ablation de la cicatrice cutanée.

On circonscrit le lambeau en incisant jusqu'au périoste exclusivement, et après rétraction de la peau on coupe le périoste à la limite

---

(1) Ch. Nélaton. *Bull. de la Soc. de chir.*, 19 juin 1900, p. 664.
(2) Kœnig. *Centralblatt für Chirurgie*, Leipzig, 1890, n° 27, p. 497.

extrême de la peau périphérique rétractée, puis on décolle le lambeau, y compris le périoste, en le séparant de l'os sur son bord libre et seulement dans une étendue de quelques millimètres, un centimètre au maximum, de façon à laisser adhérente aux parties molles du lambeau une surface osseuse de dimensions sensiblement égale à celles de la perte de substance osseuse qu'il s'agit de combler.

Le lambeau osseux doublant ainsi la partie centrale du lambeau cutané est alors circonscrit, au ciseau et au maillet, par un sillon qui entame obliquement la table externe, puis chemine dans le diploé plus obliquement encore, la lame du ciseau étant placée presque parallèlement au plan osseux. Si l'on prend une lame de deux centimètres de largeur, on circonscrit assez rapidement le lambeau osseux, en soulevant avec beaucoup de précautions le périoste exubérant qui double la face profonde du lambeau cutané, et l'on donne au contour de ce lambeau osseux la forme d'un fer à cheval dont la concavité correspond à la base du lambeau cutané. Dès qu'on a suffisamment libéré la lame osseuse sur tout le pourtour du fer à cheval, on achève de la détacher du tissu osseux sous-jacent en insinuant au-dessous d'elle une lame de ciseau très mince et dont la largeur est en rapport avec l'étendue du lambeau osseux, et en fracturant celui-ci au niveau de sa base jusque-là intacte. Il peut arriver que dans cette manœuvre le lambeau se brise non pas au niveau de la base prévue, mais en un point plus rapproché du sommet de la courbe du fer à cheval. Dans ce cas il suffit d'introduire à nouveau une lame mince et large au delà du trait de fracture et de prolonger le dédoublement jusqu'au point voulu ; on achève alors de détacher de la même façon ce deuxième copeau osseux complétant l'opercule nécessaire à l'obturation de la brèche cranienne.

Il ne reste plus qu'à faire pivoter le lambeau de cuir chevelu doublé de son lambeau osseux, de façon à ce que celui-ci vienne obturer la perte de substance, et à suturer les bords du lambeau cutané au pourtour de la plaie des parties molles.

Quant au diploé mis à nu par le prélèvement du lambeau osseux, il est facile de le recouvrir par glissement des parties voisines du cuir chevelu, après un décollement aussi étendu que cela est nécessaire, et en pratiquant, s'il le faut, une ou plusieurs incisions libératrices. On suture à son tour le cuir chevelu ainsi mobilisé aux bords de la surface cruentée résultant de la dissection du lambeau.

Dans le cas où cette surface est trop considérable en raison des dimensions du lambeau ostéo-cutané nécessaire pour combler la perte de substance cranienne, si l'on n'arrive pas à la recouvrir complètement avec le cuir chevelu périphérique, on laisse sans inconvénient bourgeonner ce qui n'a pu être recouvert, et la cicatrisation secondaire comble rapidement cette lacune.

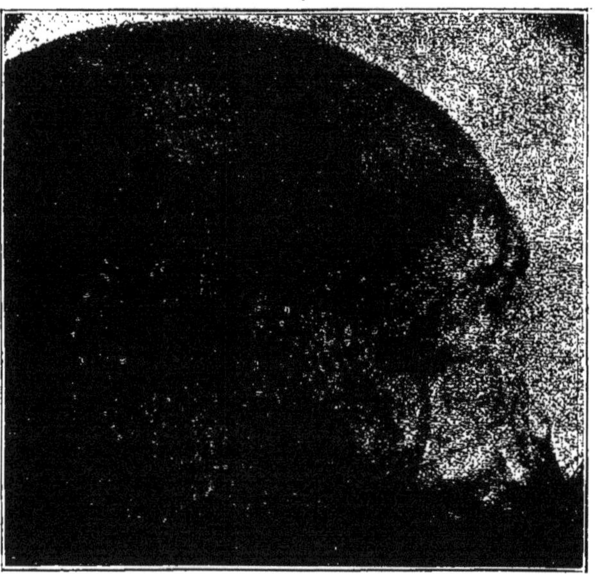

Fig. 5. — M... (Obs. I). Radiographie prise avant l'ostéoplastie.

Nous avons exécuté ce procédé d'ostéoplastie avec un résultat toujours excellent chez une série de malades qui présentaient des pertes de substance de la paroi cranienne de dimensions variables. Pour les petites pertes de substance, qui ne dépassent pas 2 ou 3 centimètres dans leur plus grand diamètre, rien n'est plus facile que de tailler une lame osseuse, comprenant la table externe doublée d'une certaine épaisseur de diploé, et qui vient fermer exactement l'ouverture du crâne. Pour les pertes de substance plus étendues, on

arrivera au même résultat en taillant de chaque côté de la perte de
substance un lambeau semblable, de façon à recouvrir l'orifice cra-
nien au moyen de deux lames osseuses aussi grandes que possible,
qui, si elles ne sont pas exactement juxtaposées, n'en suffisent pas
moins, grâce à leur vitalité certaine, à réaliser le but cherché, car
elles proliféreront certainement par leurs bords, et aussi grâce à la
conservation du lambeau périostique exubérant taillé après rétraction du cuir chevelu.

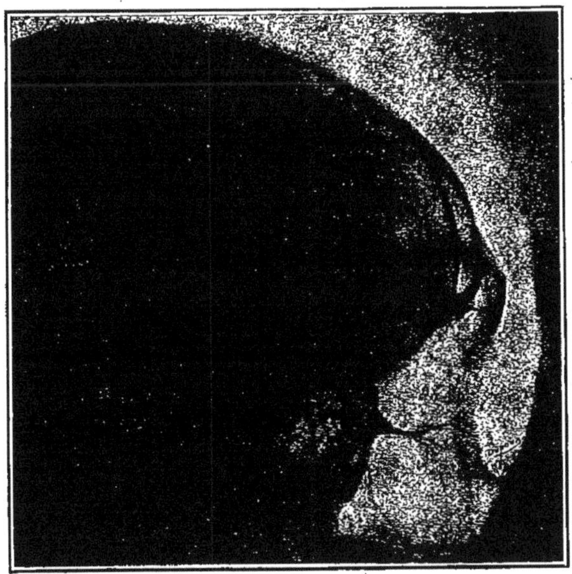

FIG. 6. — M... (Obs. 1) Radiographie prise après l'ostéoplastie.

En ce qui concerne les malades dont nous rapportons les observations, le but a été parfaitement atteint, et il est impossible de sen-
tir, à la palpation, la moindre différence de consistance entre les
lambeaux ostéo-cutanés recouvrant les pertes de substance craniennes
et les parties voisines. Il n'y a plus trace de battements et les radiographies indiquent que la réparation des pertes de substance osseuse
est absolument complète.

OBSERVATIONS

Obs. I. — M..., âgé de 27 ans, blessé le 9 octobre 1914, trépané le 15 octobre, entre en convalescence à l'Hôpital auxiliaire 79, dirigé par M. le Dr Whitman, et est évacué le 10 janvier 1915 à l'Hôpital Messimy.

Il existe à la partie supérieure de la région frontale droite, au voisinage de la suture fronto-pariétale, une dépression dont les dimensions sont sensiblement égales à celles d'une pièce de deux francs et dont le revêtement cutané, très mince, est soulevé par des battements. La palpation montre qu'au niveau de cette dépression la paroi osseuse fait défaut, et la radiographie (fig. 5) indique, en effet, l'existence d'une tache claire ovalaire à grand axe oblique de bas en haut et d'avant en arrière.

Opération le 30 janvier, avec l'assistance de M. le Dr Whitman et de M. Bégenne-Lamotte, interne du service. Excision de la cicatrice cutanée, et mise à nu de l'ouverture cranienne. Taille d'un lambeau à pédicule inférieur au voisinage immédiat de la plaie cutanée, dissection des bords du lambeau et taille au ciseau et au maillet d'une lame osseuse doublant le centre de la moitié supérieure du lambeau cutané et ayant approximativement les dimensions de la perte de substance osseuse. On fait pivoter le lambeau dont la moitié supérieure vient, sans aucune traction, recouvrir la plaie cutanée, l'opercule osseux venant obturer très exactement l'ouverture du crâne. Le lambeau étant bien fixé dans cette position par un nombre suffisant de points de suture, on recouvre la surface cruentée par un glissement du cuir chevelu voisin, que l'on réunit par quelques points au bord correspondant du lambeau.

Les fils sont enlevés au dixième jour, la cicatrisation est parfaite, et l'on ne perçoit plus de battements.

Une nouvelle radiographie (fig. 6), prise le 7 février par M. Dupoux, montre que la tache claire de la radiographie du 11 janvier a disparu ; tout au plus distingue-t-on à son niveau une opacité un peu moindre, par comparaison avec les parties voisines.

Le malade quitte l'Hôpital Messimy le 8 février, avec une cicatrice parfaitement solide, sans battements ni dépression centrale.

Obs. II. — Le F... Guillaume, âgé de 33 ans, soldat au 262ᵉ d'Infanterie, entré à l'Hôpital auxiliaire 66, des Petites Sœurs de l'Assomption, le 4 mars 1915, venant de Compiègne, où il a passé une quinzaine de jours à l'Hôpital de la Compassion, dont le distingué chirurgien, M. le Dr Mencière, a bien voulu nous donner à son sujet les renseignements suivants :

« Le F... a été blessé le 10 février, et opéré le 11, dans une ambulance du front, d'où il a été évacué le 16 sur Compiègne.

« La fiche de l'ambulance portait : crises d'épilepsie jacksonnienne limitées au côté gauche, séparées les unes des autres par des périodes de calme. Il est probable qu'on s'est trouvé en face d'une hémorragie de l'artère méningée moyenne, et du reste l'intervention y fait également songer.

« Le blessé nous est arrivé obnubilé, répondant à peine aux questions qu'on lui posait. Il n'a eu ni troubles vésicaux, ni troubles rectaux.

« Par contre il a eu un peu d'agitation les deux premières nuits de son séjour à Compiègne. Il est descendu de son lit malgré les efforts de la garde, et il est allé uriner aux quatre coins de la salle.

« Cet état mental s'est vite amélioré. Le malade a commencé à manger le 18 février, et a repris peu à peu ses sens, imparfaitement, bien entendu. »

A l'arrivée du blessé à l'Hôpital auxiliaire 66, la cicatrisation de la plaie est complète, et l'on constate à son niveau, dans la région temporo-pariétale droite, une cicatrice déprimée dont le revêtement cutané est soulevé par des battements, sur une surface ovalaire qui correspond au fond de la dépression et qui mesure environ 4 centimètres de longueur sur 3 centimètres de largeur.

Opération le 22 juin 1915, avec l'assistance de mon collègue et ami le Dr Magdelaine, Médecin-Chef de l'hôpital, et de mon collaborateur M. Bégenne-Lamotte. Après ablation des téguments inutilisables, on taille en arrière de la perte de substance un lambeau cutané à pédicule inférieur, doublé d'une lame osseuse, et on suture de la même façon que chez le malade de l'observation précédente, la lame osseuse étant toutefois sensiblement plus grande, de façon à obturer la perte de substance cranienne. De même la surface cruentée découverte par le déplacement du lambeau est recouverte par un décollement suffisamment étendu et un glissement du cuir chevelu périphérique. Le lambeau cutané suturé aux bords de la plaie mesure environ 10 centimètres de hauteur sur 7 centimètres de largeur.

Résultat définitif excellent.

Obs. III. — B... Emile, âgé de 32 ans, soldat au 25e d'infanterie, blessé près d'Arras en mars 1915, très largement trépané dans une ambulance du front pour une plaie de la région frontale inférieure droite par balle tangentielle, tirée à courte distance. Entre à l'Hôpital auxiliaire 66 le

16 avril 1915, avec une plaie très infectée, qu'on traite par le nitrate d'argent à 1 p. 200.000.

La cicatrisation terminée, il reste une cicatrice déprimée (fig. 7), occupant la portion centrale de la région frontale inférieure droite, et dans presque toute l'étendue de cette dépression le cerveau bat très nettement au-dessous des téguments.

Une radiographie prise de profil montre une perte de substance très étendue de la paroi cranienne.

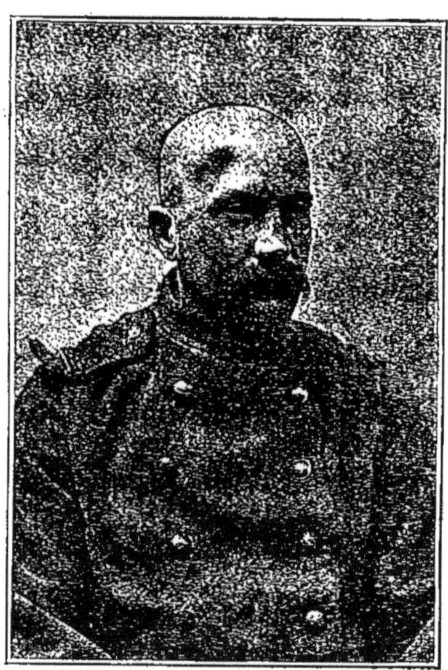

FIG. 7. — B... Emile. Photographie prise avant l'ostéoplastie (Obs. III).

Opération le 9 juillet, avec l'assistance de M. le Dr Magdelaine, Médecin-Chef de l'hôpital et de M. Bégenne-Lamotte, interne à l'Hôpital Messimy.

L'ablation de la peau, très mince et inutilisable, qui recouvre la vaste perte de substance cranienne, permet de constater que l'ouverture du crâne présente une hauteur d'environ 6 centimètres et une largeur un peu inférieure à 4 centimètres. Un lambeau cutané dont le pédicule correspond à la région sus-auriculaire est circonscrit en arrière de la brèche, avec des dimensions dépassant d'un tiers celle de la surface à recouvrir, puis une lame osseuse assez épaisse, adhérente à la partie centrale de la moitié supérieure de ce lambeau, est détachée de la paroi crânienne au ciseau et au maillet ; cette lamelle osseuse mesure environ 3 centimètres de hauteur sur 2 centimètres 1/2 de largeur. Le lambeau rabattu sur la plaie antérieure est suturé aux bords de la plaie de façon à ce que la lame osseuse vienne s'appliquer exactement au-dessus de l'orifice crânien ; la partie cutanée du lambeau mesure 10 centimètres de hauteur sur 5 centimètres 1/2 de largeur à sa partie moyenne, et 4 centimètres 1/2 de largeur à sa base. Pour recouvrir la vaste surface

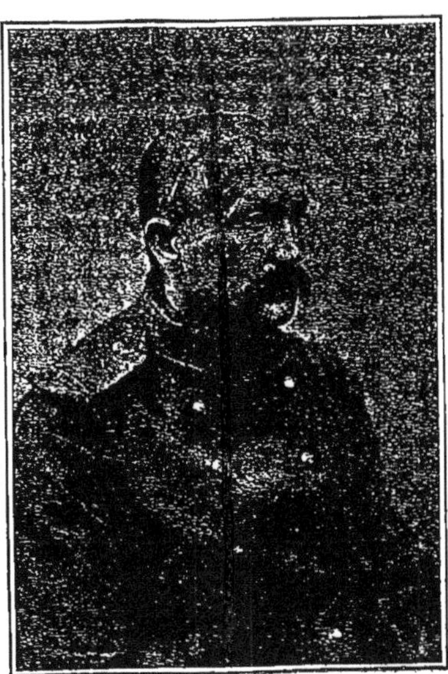

Fig. 8. — B... Emile. Photographie prise après l'ostéoplastie (Obs. III).

cruentée résultant du déplacement de ce lambeau, il est nécessaire, après décollement très étendu du cuir chevelu en haut et en arrière, de pratiquer deux incisions libératrices, grâce auxquelles il est possible de mobiliser suffisamment les téguments voisins pour recouvrir la plaie et les suturer au bord postérieur du lambeau antérieur.

La cicatrisation est rapidement obtenue et le résultat esthétique très satisfaisant (fig. 8), la région recouverte par le lambeau ne présentant plus la moindre dépression, et la solidité de la paroi crânienne, six semaines après l'opération, ne paraissant offrir, à la palpation, aucune différence avec les parties voisines.

2

Une radiographie prise à ce moment, un mois et demi après l'intervention, montre bien que le tissu osseux a proliféré tout autour de la lame osseuse du lambeau ostéo-cutané, sans doute en partie grâce à l'exubérance du périoste doublant la face profonde du lambeau.

Obs. IV. — Le B... Jean-Marie, âgé de 26 ans, soldat au 15ᵐᵉ d'Infanterie. Blessé le 2 juin 1915 par un éclat d'obus dans la région pariétale gauche. Trépané le 3 juin à Roclincourt (Pas-de-Calais). Extraction de

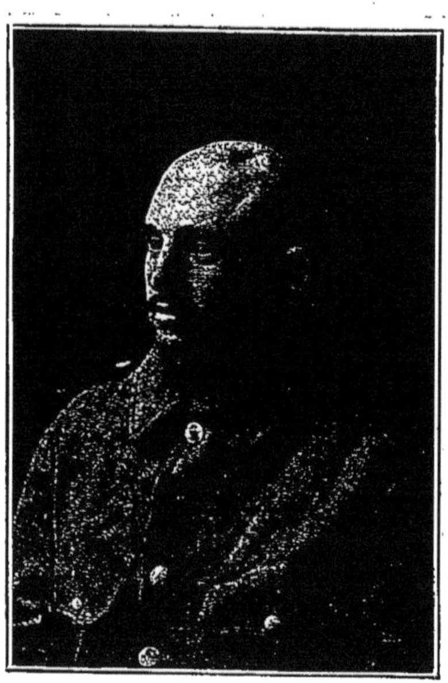

Fig. 9. — Le B... Jean-Marie. Photographie prise avant l'ostéoplastie (Obs. IV).

deux corps étrangers enclavés. Lésion de la table externe, petite embarrure de la table interne. Pas de plaie dure-mérienne. On perçoit un léger hématome sous-dure-mérien, mais les battements sont conservés et la tension ne paraît pas exagérée. La dure-mère est respectée, les téguments suturés, après toilette des bords mâchés, et tamponnement. Ponction lombaire : hypertension, pas de sang.

Le 5 juin, température excellente, pouls un peu ralenti ; localement plaie en parfait état.

Le 6 juin, état local et général excellent. Le blessé semble pouvoir être évacué à courte distance, étant donné l'intégrité de la dure-mère.

Evacué le 9 juin sur Paris, où il entre à l'Hôpital auxiliaire n° 66.

Après cicatrisation complète de la plaie (fig. 9) il persiste des battements très accentués sur une assez grande surface et la palpation permet d'évaluer les dimensions de la perte de substance osseuse à 5 centimètres environ en longueur et 3 centimètres en largeur.

Opération le 22 juillet, avec le concours de M. le Dr Magdelaine et de mon assistant M. Bégenne-Lamotte. En raison de l'étendue de la brèche cra-

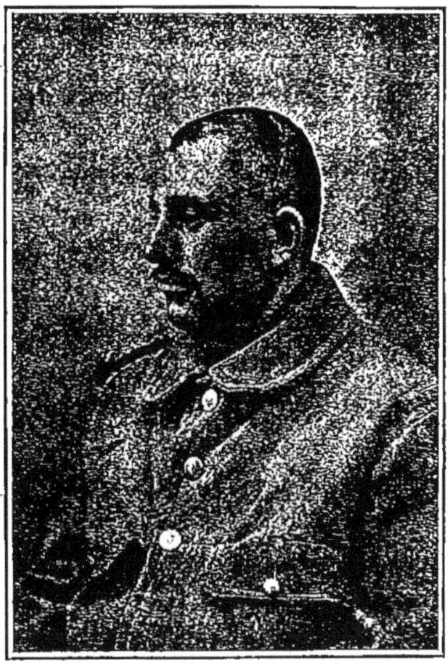

Fig. 10. — Le B... Jean-Marie. Photographie prise après l'ostéoplastie (Obs. IV).

nienne, il est nécessaire de tailler en arrière, dans la région temporo-pariétale, un lambeau à base pré-auriculaire et à grand axe vertical, qui, après rétraction, ne mesure pas moins de 14 centimètres de hauteur sur 6 centimètres et demi de largeur à sa partie moyenne, et 5 centimètres à la base du pédicule. Comme les téguments qui recouvrent la brèche cranienne sont suffisamment épais et résistants, on excise seulement la partie antérieure et l'on conserve la partie postérieure dans le lambeau. La lame osseuse détachée de la paroi cranienne au centre de la moitié supérieure du lambeau mesure environ 4 centimètres et demi en hauteur et 2 centimètres et demi en largeur.

Un mois après l'opération (fig. 10), la consistance de la région occupée par le lambeau ostéo-cutané est uniformément résistante, et on ne sent aucune différence, à la palpation, entre elle et les parties voisines.

Obs. V. — L... Albert, âgé de 20 ans, soldat au 74ᵉ d'Infanterie. Blessé le 5 juin 1915 au « Labyrinthe », par un éclat d'obus, dans la partie supérieure de la région frontale, du côté droit. Trépané le lendemain à Aubigny-au-Bac. Evacué sur Paris, il entre le 3 juillet à l'Hôpital auxiliaire nᵒ 66.

La plaie cranienne est encore largement béante et suppure abondamment, les battements du cerveau étant perceptibles au fond de la plaie sur une large surface. Matin et soir elle est baignée pendant une heure environ, par réplétion, avec une solution de nitrate d'argent à 1 pour 200.000, suivant la méthode de Danysz. Sous l'influence de ce traitement, la suppuration diminue rapidement et la plaie se comble progressivement. Vers la fin de juillet la cicatrisation est complète, mais les battements persistent sur une large surface. Six semaines plus tard la perte de substance osseuse n'a guère diminué, et on peut évaluer sa largeur à 5 ou 6 centimètres sur 3 centimètres et demi dans le sens antéro-postérieur.

Opération le 21 septembre 1915, avec M. le Dʳ Magdelaine, Médecin-Chef de l'Hôpital 66. On taille, en arrière de la brèche cranienne, un lambeau cutané à pédicule correspondant à la région sus-auriculaire droite et l'on détache de la voûte cranienne, adhérant à la face profonde de ce lambeau, une lame osseuse à grand axe antéro-postérieur de 3 centimètres et demi, sur une largeur de 2 centimètres ; lorsqu'on fait pivoter le lambeau, de façon à ce qu'il vienne recouvrir la perte de substance cranienne mise à nu par l'ablation de la cicatrice tégumentaire inutilisable, le grand axe de la lame osseuse vient se superposer assez exactement à celui de la brèche osseuse, mais il reste à la partie la plus externe de celle-ci une surface d'environ un centimètre et demi de largeur qui n'est recouverte que par le lambeau cutané. Celui-ci suturé aux bords de la plaie, et le cuir chevelu rapproché du lambeau après décollement, il reste donc encore une petite surface animée de battements, qui nécessitera peut-être une opération complémentaire, si, dans quelques semaines, la réparation osseuse n'est pas absolument complète.

FRACTURES COMPLIQUÉES DE L'HUMÉRUS

TECHNIQUE DES APPAREILS DE GOURDET

Mes collègues Brochin, Burty et Le Fur ont présenté à la Société des Chirurgiens de Paris des cas remarquables de guérison de fractures infectées de l'humérus d'une extrême gravité, avec destruction de la plus grande partie de la diaphyse ; ces cas suffisent à nous montrer jusqu'à quel point on doit être conservateur, et l'on peut dire que, *en dehors des cas où la gangrène du membre ou bien l'état général du blessé exige une amputation immédiate*, il n'y a en quelque sorte pas de limites à la conservation du bras.

Le malade de M. Brochin (1) avait eu le bras droit traversé par un éclat d'obus qui, *en détruisant complètement la partie moyenne de l'humérus, n'avait laissé des parties molles que deux petites bandes musculo-cutanées* antéro-externe et postéro-interne, celle-ci renfermant le cordon vasculo-nerveux du bras. Malgré l'avis de tous les confrères qui avaient examiné le blessé et qui tous sans exception conseillaient l'amputation, M. Brochin s'est entêté à tenter la conservation, et il a sauvé ce bras, dont tous les mouvements sont à peu près normaux, sauf l'élévation de la main par suite d'une paralysie radiale.

Le blessé de M. Burty (2) lui avait été envoyé « aux fins d'amputation » en septembre 1914, pour une fracture profondément infectée et compliquée « d'une double plaie intéressant toute l'étendue des

---

(1) Brochin et Descolas. Broiement du bras, vaste perte de substance, conservation. *Paris Chirurgical*, t. VII, 1915, p. 206-208.

(2) Burty. *Paris Chirurgical*, t. VII, 1915, p. 213-214.

deux tiers inférieurs du bras droit : l'une externe mesurant 18 à
20 centimètres de longueur sur 10 de largeur et intéressant toutes
les parties molles arrachées en forme d'entonnoir, l'autre à la face
interne du bras et de forme à peu près symétrique à la première.
Ces deux plaies étaient séparées l'une de l'autre au niveau de la nais-
sance du tendon du biceps par un petit pont cutané. Au fond de ce
double entonnoir l'humérus fracturé en 4 ou 5 fragments était tellement dissocié qu'on voyait au travers du bras ».

Malgré *l'existence nette d'un début de gangrène* accompagné d'une
odeur fétide infecte, malgré la température à 40' et le pouls à 120°,

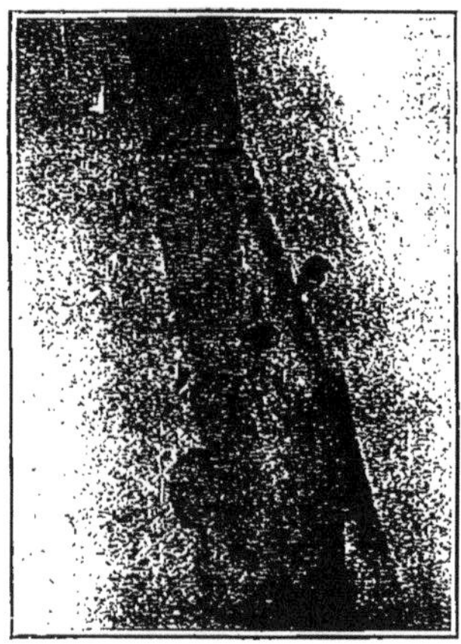

Fig. 11. — Fracture esquilleuse de l'humérus (obs. 1).

M. Burty tenta la conservation. « Aujourd'hui ce blessé se sert de
son bras, écrit, roule ses cigarettes et il a été capable de bêcher un
jardin qu'il cultive dans le parc de l'ambulance ».

M. Le Fur (1), dans une communication des plus intéressantes, nous
a présenté plusieurs blessés traités également avec succès par la conservation, malgré la gravité des lésions, et notamment un soldat
« atteint d'un de ces énormes traumatismes du bras avec plaies telles
des parties molles et si mauvais état général, *qu'on a pendant long-*

---

(1) René Le Fur. Fractures de l'humérus par blessures de guerre. *Soc. des Chirurgiens
de Paris*, 6 août 1915.

temps pensé à l'amputation. » Il est aujourd'hui absolument guéri et le résultat fonctionnel est très bon.

Je n'ai pour ma part amputé qu'un seul blessé (obs. VII) atteint de fracture grave de l'humérus. Il s'agit d'un brave garçon du 36e d'infanterie, Louis L..., qui, atteint le 10 janvier 1915 d'une fracture du tiers supérieur de l'humérus gauche par éclat d'obus, entra seulement quatre jours plus tard à l'Hôpital Messimy, avec une gangrène

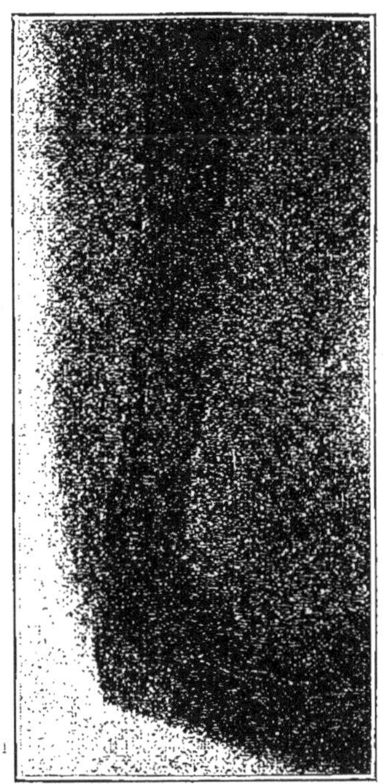

Fig. 12. — Même fracture après consolidation (obs. I).

totale du membre supérieur. Je fis immédiatement la désarticulation de l'épaule dans des conditions particulièrement défavorables, car l'infiltration septique s'étendait au delà des limites de l'exérèse, mais elle fut circonscrite par des injections sous-cutanées d'oxygène faites par mon interne M. Bégenne-Lamotte tout autour du moignon de l'épaule, et le blessé guérit très rapidement.

Le traitement des fractures compliquées de l'humérus est un peu moins complexe que celui des fractures compliquées du fémur, du fait même que la question du raccourcissement n'a pas à nous préoccuper. L'extension continue n'est donc pas indispensable, et elle est même contre-indiquée quand il y a une solution de continuité importante entre les deux fragments, car, en pareil cas, il faut laisser se produire la rétraction des parties molles qui rapprochera les deux fragments et facilitera la production d'un cal. Mais je ne vois pas qu'il soit utile d'aider à cette rétraction, comme on l'a proposé.

Parmi tous les blessés atteints de fracture compliquée de l'humérus que j'ai soignés, beaucoup d'entre eux souffraient relativement peu des manipulations nécessitées par les pansements, surtout quand la fracture n'était pas tout à fait récente, et, quand, d'autre part, la radiographie ne montrait pas un déplacement trop accentué des fragments, nécessitant une réduction, nous avons pu nous contenter d'immobiliser le membre dans l'intervalle des pansements soit avec des attelles, soit dans une gouttière métallique.

Cependant, chaque fois que le siège et l'étendue des plaies le permettaient, nous avons appliqué un appareil plâtré, pourvu, quand il le fallait, d'une large fenêtre, (obs. I, V, VI, IX, X et XI), et dans plusieurs cas de fracture de l'extrémité inférieure de l'humérus, nous avons employé très avantageusement les appareils à anse armée du Dr Gourdet (obs. III, VIII, XIII).

S'inspirant du ciment armé des entrepreneurs, M. Gourdet (1) réalise, comme on le sait, au niveau de la plaie ou des plaies compliquant la fracture, « *une anse armée* extrêmement rigide, grâce à son renforcement par deux, ou parfois trois gros fils de fer galvanisé, cousus d'avance dans l'épaisseur de la pièce de tarlatane préparée pour l'appareil.

« Voici, d'abord, les *règles de technique générale* applicables à tous les cas :

« Le première chose à faire est, avec un mètre en ruban, de mesurer sur le membre sain la longueur à donner à la pièce de tarlatane, en calculant, en plus de la longueur d'un appareil ordinaire, la forme et la longueur de l'anse que l'on désire.

---

(1) J. Gourdet. Appareils plâtrés à anse armée pour fractures compliquées ou opérations articulaires. *Paris Chirurgical*, t. III, 1911, p. 336-353.

« Le nombre des épaisseurs de tarlatane à employer varicra suivant l'âge du sujet, sa musculature et la région traumatisée ; en règle
générale, il doit être le même que pour un plâtre ordinaire ; il est bon
toutefois *de le renforcer un peu en cousant quelques rognures de tarlatane entre les feuillets principaux à la réunion de l'anse et des attelles des bouts ;* on fait ainsi un renforcement qui évite des cassures
du plâtre nuisant à la solidité de l'appareil.

« La tarlatane, préparée à la longueur et à l'épaisseur voulues, est
appliquée le long du membre sain et, sur ses deux bouts, on trace
au crayon les contours à donner aux deux portions terminales, formant attelle moulée. La partie médiane, un peu rétrécie et *destinée
à former l'anse*, est ensuite tracée facilement sur l'appareil étalé sur

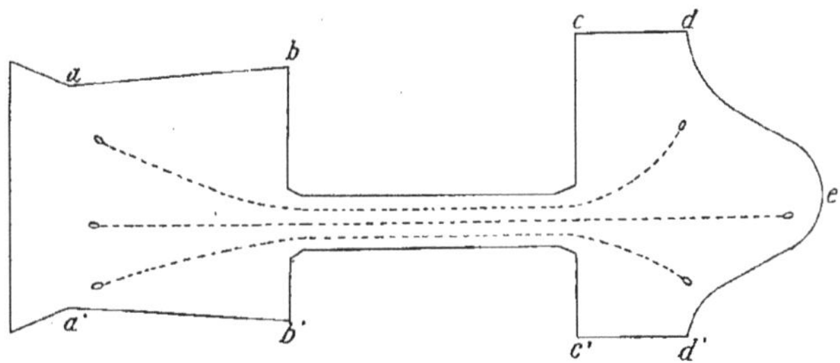

Fig. 13. — Appareil pour le bras ou le coude. — Le rectangle *a b a' b'* correspond à
l'avant-bras, *c d e c' d'* au bras et à l'épaule. Les longueurs *a b* et *c d* varient suivant
le siège des plaies et les dimensions de la surface qui doit rester libre. Pour que
l'appareil ait une solidité suffisante, *c d* ne doit pas avoir une longueur inférieure à
10 centimètres.

une table. En dedans de cette ligne des bords, on trace alors au crayon
l'emplacement et la forme à donner aux fils de fer de renforcement. »

Le fil de fer galvanisé dont M. Gourdet recommande l'emploi porte,
dans le commerce de quincaillerie, le n° 17 de la jauge Japy, ce qui
correspond à un diamètre de 3 millimètres, qu'on peut d'ailleurs
réduire à 2 millimètres.

Après avoir coupé deux ou trois fils de fer à la longueur voulue,
on les cintre à la main selon le tracé au crayon, qui varie suivant la
région, au niveau des attelles, mais qui, dans la partie destinée à
former l'anse, doit se trouver à 4 centimètres en dedans des bords de
l'appareil, de façon à pouvoir augmenter l'épaisseur de l'anse en ra-
battant ces bords l'un sur l'autre au moment de l'application.

Entre les deux fils de fer latéraux, insinués au milieu des épaisseurs de tarlatane, on peut, si l'on veut avoir une anse très solide, en placer un troisième rectiligne ; les trois fils sont fixés par une couture solide à la place qu'ils doivent occuper. Il ne reste plus qu'à découper l'appareil en suivant le tracé extérieur (fig. 13).

« On gâche alors une grande quantité de bouillie plâtrée, dans un récipient aussi grand que possible, car la tarlatane, ainsi armée de fil de fer, est moins facile à tremper et imbiber qu'à l'ordinaire. Ne pas craindre, cependant, de tordre et replier le fil de fer, *sur le plat de l'appareil* seulement, pour bien faire tremper l'étoffe, car on lui rendra ensuite sa forme en étalant, comme d'usage courant, l'appareil à plat sur une table, pour en chasser l'excès d'eau et en poudrer la surface, si cette consistance ne paraît pas suffisante, car il est commode de faire la bouillie plâtrée *un peu plus claire que d'habitude.*

« Le membre étant maintenu solidement par les aides, en bonne position, donner grossièrement à la main sa courbure approximative à l'anse, et appliquer définitivement, avec des bandes de toile, la portion faisant attelle du côté de la racine du membre pour ne plus avoir à s'en occuper.

« Ajuster ensuite, et fixer soigneusement avec les bandes la portion inférieure de l'appareil, puis, après l'avoir vérifiée, confier à nouveau aux aides la bonne contention de la réduction.

« Le moment est alors venu de modeler l'anse, et de lui donner toute sa force, car elle est encore très malléable. Pour cela, on rabat l'un sur l'autre, vers la concavité, les deux bords de tarlatane que j'ai soigneusement recommandé de conserver en dehors des deux fils de fer.

« On peut même *loger un peu de bouillie plâtrée épaisse entre eux,* avant de refermer l'un sur l'autre les bords de la gouttière formée ainsi au début de l'application ; l'anse en est très renforcée, et prend ainsi l'aspect arrondi d'une anse de panier. Il est aussi très bon de *renforcer avec un paquet de bouillie plâtrée les points d'union de l'anse avec les attelles,* pour éviter qu'il s'y fasse un point faible qui ferait bientôt charnière, et nuirait à la solidité d'ensemble. J'ai déjà dit que le renforcement de ce point par des bandelettes de rognures de tarlatane était très avantageux.

« A la rigidité des fils de fer vient donc s'ajouter ce triplement de toutes les épaisseurs de tarlatane, dont on assure l'accolement en enroulant une petite bande de toile tout autour de l'anse formée (fig. 14). On peut retirer cette dernière bande avant la dessiccation complète, pour

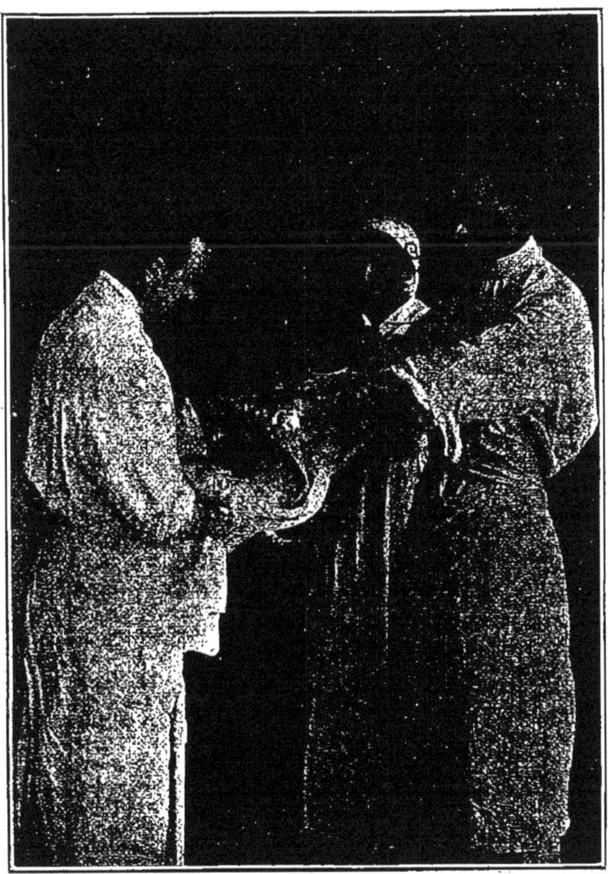

Fig. 14. — Le modelage de l'anse d'un appareil de Gourdet pour fracture compliquée de l'humérus.

lisser l'anse avec un peu de bouillie plâtrée. Une fois sec, le tout ressemble à une anse de panier d'une rigidité absolue » (Gourdet).

Tels sont les principes généraux d'application des appareils plâtrés à anse armée ; l'originalité de cette méthode « réside surtout dans sa malléabilité et sa souplesse d'application à tous les cas de la pratique courante, en raison de sa simplicité et de son économie, à la portée de tous les praticiens, puisqu'elle ne complique l'attirail nécessaire pour un appareil plâtré que de l'adjonction d'une *bonne aiguille*, d'une pelote de *gros fil* et d'un *rouleau de fil de fer* galvanisé de de 3 millimètres de diamètre... Il est commode aussi d'être muni d'une *pince universelle* (qu'on trouve dans tous les bazars) pour couper et dresser commodément le fil de fer (Gourdet) ».

Tandis que pour les fractures compliquées de la cuisse, ainsi que nous le verrons plus loin, il est nécessaire d'employer un *appareil à deux anses latérales*, pour les fractures ouvertes de la moitié inférieure de l'humérus, on obtient une très bonne immobilisation avec une courte attelle *c d e d' c'* (fig. 13), moulée sur la partie supérieure du bras et reliée par une anse externe à une grande attelle *a b b' a'* moulée sur l'avant-bras placé à angle droit, en établissant cet appareil à anse *unique* (fig. 15), suivant les principes généraux que nous venons de reproduire, d'après la description même de l'auteur, au mémoire duquel il convient de se reporter pour les modifications à apporter au type général suivant les différentes régions.

Pour les fractures ouvertes de la partie moyenne du corps de l'humérus, tant que l'on peut encore prendre un point d'appui sur la partie supérieure du bras, on peut faire une attelle moulée sur le moignon de l'épaule et une attelle sur l'avant-bras placé en angle droit, en les reliant l'une à l'autre au moyen d'une grande anse armée très solide.

Dans plusieurs cas aussi (obs. III, XIV, XV, XVII), lorsque l'étendue des plaies ne permettait pas l'application d'un appareil plâtré, nous avons eu recours à l'appareil de Delbet, qui est particulièrement indiqué pour le traitement des fractures de l'humérus compliquées de très vastes plaies, car il immobilise les fragments en bonne position tout en permettant très bien les pansements sans suppression de l'immobilisation.

Chez le soldat T..., notamment, atteint d'une fracture de l'humérus à l'union du tiers inférieur et du tiers moyen, avec plaies multiples et étendues, suppurant abondamment, les pansements étaient extrêmement douloureux, et en raison de l'étendue des plaies l'application d'un appareil de Gourdet, qui plus tard fut possible, était absolument irréalisable au début du traitement.

L'application de l'appareil de Delbet amena la suppression immédiate des douleurs extrêmement vives au moindre déplacement du membre blessé et en même temps une diminution rapide de la suppuration.

Je n'ai pas encore employé l'appareil très ingénieux qu'a imaginé mon collègue et ami Bonneau et dont il a donné une description dé-

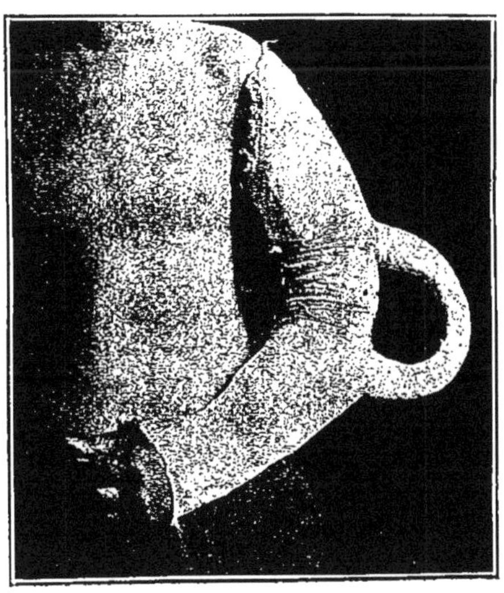

FIG. 15. — Appareil de Gourdet à anse latérale pour fracture du tiers inférieur de l'humérus.

taillée à la Société des Chirurgiens de Paris (1), mais je suis convaincu qu'il est appelé à rendre service dans beaucoup de cas.

Cet appareil se compose d'une gouttière en aluminium qui, directement appliquée sur le bras, est perforée de fenêtres permettant de faire les pansements et, s'il y a lieu, de corriger les déviations des fragments. « Cette gouttière vient s'articuler sous l'aisselle avec une plaque thoracique qui est maintenue en place sur le linge de corps du malade

---

(1) Raymond Bonneau. Traitement des fractures compliquées graves de l'humérus. *Société des Chirurgiens de Paris*, 2 juillet 1915. *Paris Chirurgical*, t. VII, 1915.

par une bretelle et par des circulaires autour du tronc. Une tige réglable allant du coude à la partie inférieure de la plaque permet d'obtenir le degré d'abduction voulue. Enfin un appareil tracteur à vis, très simple, s'adapte à l'extrémité inférieure de la gouttière brachiale et tire par des adhésifs sur l'extrémité inférieure du bras, tandis que la contre-extension s'exerce sur la plaque thoracique, le membre étant en abduction. Un support léger, adaptable à la partie antérieure de la plaque, soutient l'avant-bras au-devant et à distance du tronc (Bonneau). »

Comme pour toutes les fractures infectées des os longs, l'ostéomyélite peut s'étendre plus ou moins loin dans les fragments et entraver la guérison, bien que la consolidation paraisse suivre un cours normal. La fracture guérit, mais l'ostéomyélite persiste et le blessé conserve une ou plusieurs fistules, dont la guérison, dans certains cas, est difficile à obtenir, malgré les trépanations les plus larges, après lesquelles la persistance du moindre foyer ostéomyélitique aberrant pourra encore donner des récidives bien décevantes ! Il y a là tout un chapitre de thérapeutique de l'ostéomyélite traumatique chronique, dans lequel, à notre avis, l'héliothérapie *locale et générale* devrait prendre une large part. Les essais que nous avons faits à ce sujet à l'Hôpital Messimy et ceux que j'ai vu faire à l'Hôpital Auxiliaire 79 par mon excellent collègue et ami le D' Whitman sont des plus encourageants, mais ils ont toujours été de trop courte durée, en raison des nécessités d'évacuation des blessés de nos Hôpitaux militaires.

OBSERVATIONS

Obs. I. — P... Edouard, âgé de 27 ans, sergent au 8ᵉ Colonial, blessé le 3 septembre 1914 à Saint-Rémy (Marne), par balle de shrapnell, entré à l'Hôpital Messimy dans la nuit du 4 au 5 septembre 1914, et pansé immédiatement après désinfection à la teinture d'iode d'une plaie de la face externe du bras gauche, compliquant une fracture de l'humérus.

La radiographie montre une fracture esquilleuse siégeant à l'union du tiers inférieur et du tiers moyen de l'humérus (fig. 11).

Après extraction de deux projectiles, on applique un appareil d'Hennequin, dans lequel on pratique ensuite une échancrure suffisamment large pour bien découvrir la plaie de la face externe du bras et permettre facilement les lavages et pansements.

Le plâtre est enlevé quarante jours après son application. Le cal n'étant pas suffisamment solide, on fait un nouvel appareil plâtré que l'on laisse environ un mois ; à ce moment la consolidation est terminée (fig. 12), et les plaies sont cicatrisées.

Le blessé part en convalescence le 3 février 1915.

Obs. II. — C... Louis, âgé de 26 ans, du 22ᵉ d'Infanterie, blessé le 25 septembre 1914, à Chaulnes (Somme), entré le 27 septembre à l'Hôpital Messimy, atteint d'une plaie profonde de la cuisse droite et d'une fracture ouverte de l'humérus droit.

La radiographie montre une fracture esquilleuse siégeant un peu au-dessus de l'union du tiers inférieur et du tiers moyen, et, disséminée dans les tissus, une poussière métallique très abondante formant des traînées éparses tout autour du foyer de fracture.

Après curettage du foyer et ablation d'esquilles, on fait des lavages avec la solution au nitrate d'argent à 1 pour 200.000.

Lorsque les plaies sont cicatrisées, il existe des cicatrices adhérentes qui nécessitent une nouvelle intervention.

Le blessé sort complètement guéri, le 13 mai 1915, avec un cal exubérant mais sans déformation de l'axe de l'humérus.

Obs. III. — C... Jean, âgé de 33 ans, du 298ᵉ d'Infanterie, blessé le 20 septembre 1914, dans l'Aisne, entré le 22 septembre à l'Hôpital Messimy, atteint d'une plaie de la joue droite par éclat d'obus et d'une fracture de l'humérus à l'union du tiers inférieur et du tiers moyen, avec plaies multiples et étendues suppurant abondamment.

L'application de l'appareil de Delbet amène la suppression des douleurs extrêmement vives au cours des pansements et une diminution rapide de la suppuration.

La suppuration persiste indéfiniment par de multiples trajets, et la consolidation ne se fait pas. Le 15 mars avivement à la curette des deux fragments qui sont unis l'un à l'autre par du tissu fibreux mou, puis application d'un plâtre de Gourdet à anse armée, sous contrôle radioscopique ; la réduction est ainsi bien maintenue.

Le 25 avril, le plâtre est enlevé et l'on constate que la fracture est consolidée.

Le 4 mai, le blessé part en convalescence, conservant encore un petit trajet fistuleux.

Obs. IV. — L... Victor, âgé de 26 ans, du 140e d'Infanterie, blessé dans la Somme le 2 octobre 1914, entré à l'Hôpital Messimy le 4 octobre, atteint d'une fracture du maxillaire inférieur et d'une fracture du tiers supérieur de l'humérus gauche, avec plaie profonde très infectée de la région sous-clavière du même côté.

La radiographie montre un véritable éclatement de l'extrémité supérieure de l'humérus avec pénétration du fragment inférieur dans le fragment supérieur (fig. 16).

Des débridements et contre-ouvertures sont faits de façon à drainer suffisamment le foyer de fracture, qui suppure abondamment, ainsi que la plaie de la région sous-claviculaire. La multiplicité des plaies et leur siège ne permettent l'application d'aucun appareil.

La fracture du maxillaire est parfaitement réduite et se consolide rapidement.

La fracture de l'humérus continue à suppurer par plusieurs trajets fistuleux, malgré deux interventions dans lesquelles on enlève des séquestres et où l'on débride de nouvelles fusées purulentes.

Le blessé sort le 13 mai, conservant un trajet fistuleux.

Obs. V.— M... Jean, âgé de 28 ans, du 49e d'Infanterie, entré à l'Hôpital auxiliaire 66 le 20 novembre 1914. Fracture de l'extrémité inférieure de l'humérus avec éclatement, compliquée de large plaie de la face externe du bras, et d'autre part, vaste plaie à la face interne du même bras, s'étendant jusqu'à l'aisselle, avec infection profonde et suppuration abondante des deux plaies.

La radiographie montre la présence, au niveau du foyer de fracture, d'esquilles multiples et de nombreux éclats métalliques.

Après large ouverture et nettoyage du foyer de fracture, on applique un appareil plâtré qui est mal supporté et que l'on doit enlever au bout de quelques jours. Une fistule persiste à la partie postérieure et inférieure du bras.

Le blessé quitte l'Hôpital le 11 août 1915.

Obs. VI. — P... Ferdinand, âgé de 24 ans, du 4e Zouaves, blessé le 12 janvier 1915 à Tracy-le-Mont, entre *dès le lendemain* à l'Hôpital Messimy, après avoir eu un premier pansement immédiatement après sa blessure. Il présente quatre plaies de la jambe droite, correspondant aux orifices d'entrée et de sortie des projectiles, et une fracture de l'extrémité inférieure de l'humérus droit avec plaie intéressant l'articulation du coude.

Le 14 janvier, on immobile le membre dans une gouttière plâtrée, en ménageant une large ouverture pour la plaie du coude, de façon à permettre le drainage et les lavages avec la solution de nitrate d'argent à 1 pour 200.000.

Deux interventions à trois semaines d'intervalle, le 27 février et le 20 avril, ont permis d'enlever de petits séquestres et des fongosités. Trois se-

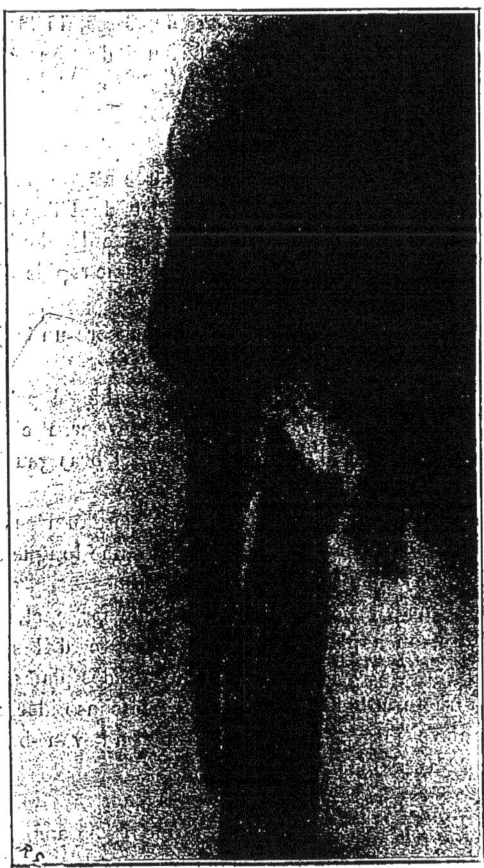

Fig. 16. — Fracture du tiers supérieur de l'humérus (obs. IV).

maines après la dernière intervention, la guérison était à peu près complète, et le blessé partait en convalescence.

Obs. VII (résumée) (1). — L... Louis, du 36ᵉ d'Infanterie, atteint le 10 jan-

____

(1) L'observation plus détaillée de ce malade est rapportée plus loin, p. 69.

vier 1915. d'une fracture de l'extrémité supérieure de l'humérus gauche par éclat d'obus, et entré seulement quatre jours plus tard à l'Hôpital Messimy, avec une gangrène totale du membre supérieur, a dû être désarticulé d'urgence. Sorti guéri à la fin de février.

Obs. VIII (résumée). — B... Emile, âgé de 38 ans, du 231e d'Infanterie, atteint d'une fracture de l'extrémité inférieure de l'humérus, par éclat d'obus, avec ouverture large de l'articulation du coude. La radiographie montre une destruction à peu près complète de l'extrémité inférieure de l'humérus, et aussi des extrémités supérieures des deux os de l'avant-bras.

Le membre est immobilisé d'abord avec une attelle plâtrée, puis au moyen d'un appareil à anse armée de Gourdet, dont l'application a été suivie d'un soulagement immédiat au point de vue des douleurs, jusque-là intolérables au moment des pansements, et d'une rapide diminution du gonflement.

Le blessé part en convalescence, conservant encore un trajet fistuleux.

Obs. IX. — Ch... Henri, du 79e d'Infanterie, blessé près d'Ypres le 21 février 1915, entré à l'Hôpital Messimy le 23 février, atteint d'une fracture de l'humérus gauche et d'une plaie de l'avant-bras gauche par balle de shrapnell.

La radiographie montre une fracture oblique de l'humérus à sa partie moyenne, le fragment inférieur se terminant par une longue esquille qui paraît encore tenir à la diaphyse.

On débride seulement les orifices d'entrée et de sortie, et, après réduction de la fracture, on applique un appareil plâtré d'Hennequin avec encoches pour permettre le drainage et le lavage des plaies.

Le 1er avril, la fracture de l'humérus étant bien consolidée, et les plaies cicatrisées, on enlève un gros éclat de shrapnell à l'avant-bras.

Sorti guéri le 22 avril 1915.

Obs. X (recueillie par M. Dacla). — L... François, 35 ans, du 305e d'Infanterie, blessé le 3 mars 1915 à Soissons par une balle lui fracturant l'humérus droit.

Premier pansement fait quelques heures après dans la tranchée. Le blessé est ensuite transporté au poste de secours puis à l'Hôpital de Soissons où il reste trente-six heures. Il entre le 6 mars à l'Hôpital du Bon Marché dans le service du Dr Triboulet.

On constate une fracture de l'humérus droit un peu au-dessus de sa partie moyenne. L'orifice d'entrée du projectile siège très haut entre la

courte portion du biceps et le paquet vasculo-nerveux. L'orifice de sortie
siège à la partie moyenne du tendon du biceps. Paralysie radiale. Grande
mobilité des fragments. Suppuration abondante. La température oscille
autour de 38°.

On met aussitôt le malade en gouttière. La radiographie qui est faite
montre un humérus pulvérisé et de nombreux éclats.

Au bout de huit jours on constate de la rétention dans tout le bras
avec gros œdème de l'avant-bras et de la main. Un débridement, avec grattage et drainage, est aussitôt pratiqué. L'orifice de sortie est agrandi et
une contre-ouverture est faite à la partie moyenne et antérieure du bras
en avant du siège de la fracture. Le membre est mis dans un appareil
plâtré. Il y reste pendant quarante jours environ.

Le traitement pendant ce temps a consisté en pulvérisations quotidiennes
d'eau d'Alibour. La suppuration est normale. La température oscille entre
37° et 38°.

Quelques jours après l'enlèvement du plâtre, nouvelle hausse de la
température, nouvelle rétention. La cicatrisation malgré les mèches et les
laminaires avait été trop rapide en superficie. La radiographie montre un
énorme cal en voie de formation. La mobilité des fragments a notable-
ment diminué, on procède à un nouveau débridement et drainage.

Vers le commencement de juillet les plaies se refermant il se forme une
nouvelle collection. Tout le bras est infiltré.

Une nouvelle radiographie montre un cal formé. Un large débridement
et une trépanation de l'humérus est pratiquée. La plaie est laissée largement ouverte.

Le traitement consiste alors en bains prolongés de nitrate d'argent à
1 pour 200.000. Après lavage de la plaie on verse dans la cavité la solution de nitrate d'argent qu'on laisse pendant une heure environ. Ensuite
on introduit une large mèche de gaze imprégnée elle-même de solution de
nitrate qu'on laisse à demeure jusqu'au lendemain.

Depuis ce temps la cicatrisation quoique très lente se fait régulièrement.

Il ne reste plus à la fin d'août qu'une cavité de 2 centimètres de profondeur et de la superficie d'une pièce de 1 franc. Le membre est solide et
le blessé n'éprouve aucune souffrance.

Obs. XI (*recueillie par M. Dacla*). — W... Léon, âgé de 26 ans, du
10° Bataillon de chasseurs à pied, blessé le 3 mars à Notre-Dame-de-Lo-
rette par une balle lui fracturant l'humérus droit.

Pansé quelques heures après au poste de secours où on lui maintient le bras au moyen d'une attelle métallique il arrive le 6 mars à l'Hôpital du Bon Marché dans le service du Dr Triboulet.

A son arrivée on constate de la mobilité des fragments. La fracture siège un peu au-dessus du tiers supérieur de l'humérus. L'orifice d'entrée du projectile se trouve en dehors du paquet vasculo-nerveux, dans la courte portion du biceps. L'orifice de sortie se trouve sur le bord postérieur du creux de l'aisselle.

Le blessé à son arrivée est mis dans un appareil plâtré. On passe un drain dans le trajet du projectile. La température oscille entre 37° et 38° et tombe à la normale au bout de quelques jours. Les pansements consistent en lavages journaliers à l'eau oxygénée. Au bout de cinquante, jours on ôte le plâtre. .

La radiographie faite à ce moment montre un cal solide, mais la suppuration persiste.

Au commencement de juin la température montant et une collection se formant au niveau du siège de la fracture on pratique un débridement avec grattage et drainage (5 juin), et une contre-ouverture est faite.

Tous les jours grand lavage au bock avec une solution de nitrate d'argent à 1 pour 200.000. A la fin d'août la fracture est parfaitement consolidée. Il persiste une fistule osseuse en voie de guérison.

Obs. XII. — B... Emile, âgé de 35 ans, caporal au 3e Zouaves, atteint d'une fracture de l'extrémité inférieure de l'humérus droit par éclat d'obus le 17 novembre 1914, à Bischoote.

Traité du 20 novembre au 1er décembre à l'Hôpital de Maintenon, puis du 1er décembre au 3 février 1915 à l'Hôpital de Chartres, il entre le 10 février à l'Hôpital Messimy, présentant encore un trajet fistuleux qui conduit au centre du foyer de fracture.

L'examen radiographique montre une fracture oblique de l'extrémité inférieure de la diaphyse humérale, avec chevauchement du fragment supérieur en arrière du fragment inférieur ; la fracture est d'ailleurs solidement consolidée.

Le 9 mars on enlève quelques esquilles en voie d'élimination, et le 13 mai, devant la persistance du trajet fistuleux, on pratique, après large débridement, un curettage de la partie centrale nécrosée du foyer de fracture, suivi d'irrigations quotidiennes prolongées au nitrate d'argent à 1 pour 200.000 suivant la méthode de Danysz.

Obs. XIII (*recueillie par M. Dacla*). — T... Michel, âgé de 37 ans, du 142e régiment d'infanterie territoriale, blessé dans les premiers jours de

mars 1915 par une balle lui fracturant l'humérus gauche, a été évacué
sur l'Hôpital de Béthune où on lui a mis son bras dans un appareil plâtré.

Il entre le 9 mars à l'Hôpital du Bon Marché ,dans le service de M. le
Dr Triboulet. On constate une fracture compliquée de l'humérus gauche
àsa partie moyenne. L'orifice d'entrée du projectile est situé en plein
biceps, l'orifice de sortie à la face postérieure du bras. L'état général est
bon, la température normale. Aucune lésion nerveuse.

Le blessé est aussitôt radiographié. L'épreuve montre une véritable
pulvérisation de l'os à sa partie moyenne, avec perte de substance de 6 à
8 centimètres. On voit de nombreuses esquilles parsemant tout le trajet.

Quelques jours après son entrée à l'Hôpital il se forme de la rétention
dans tout le bras et un gros œdème de l'avant-bras et de la main. On procède sous chloroforme à un débridement et grattage. La plaie est largement drainée des deux côtés. Le lendemain la mobilité du membre étant
extrême et la douleur très grande pendant le pansement, on fait un appareil plâtré de Gourdet, prenant point d'appui d'une part sur le haut du
bras et l'épaule, d'autre part sur le coude et l'avant-bras. Le membre est
immobilisé en bonne position; les pansements se font sans aucune souffrance.

Au bout de cinquante jours on enlève l'appareil plâtré et on fait une nouvelle radiographie qui montre un cal en formation réunissant les deux
extrémités osseuses. On ne constate plus qu'une mobilité très minime et
désormais on se contente d'une petite attelle plâtrée qu'on place contre
le membre après chaque pansement.

Une nouvelle radiographie est faite environ trois mois après. Le cal est
tout à fait formé. Le bras est solide.

La cicatrisation s'est effectuée normalement. Les pansements ont toujours consisté en lavages avec une solution de nitrate d'argent à 1 pour
200.000.

Le blessé sort de l'Hôpital le 19 août 1915, complètement guéri. Il est
envoyé à l'Hôpital du Grand Palais pour y subir un traitement mécanothérapique. M. Dacla a eu l'occasion de revoir ce blessé tout récemment, et a
constaté que grâce au massage et à la mécanothérapie il recouvre tous ses
mouvements sans gêne très notable.

Obs. XIV (*recueillie par M. Dacla*). — Ch... Henri, âgé de 20 ans, du
3e Zouaves, blessé le 16 juin 1915 à Souchez par une balle qui lui fracture
le bras droit, entre le 23 juin 1915 à l'Hôpital du Bon Marché, dans le
service de M. le Dr Chauvain. Il présente une fracture ouverte de l'humérus droit avec grosse attrition musculaire. L'orifice d'entrée du projec-

tile est situé un peu au-dessus du coude dans le tendon du triceps; il est très petit et cicatrisé ; l'orifice de sortie occupe toute la partie moyenne de la face interne du bras et forme une grande cavité. La plaie très infectée suppure abondamment. La température n'atteint pas 38°. L'état général est bon. Pas de lésion nerveuse.

Le premier examen radiographique est fait le 24 juin. Il montre une *double fracture* de l'os : en haut au tiers supérieur et en bas à la jonction de la diaphyse et de l'épiphyse.

Le 27 juin on pose un appareil à extension de Delbet qui soulage le blessé. La température qui n'a jamais été très haute tombe à la normale. La plaie étant largement ouverte et d'un accès facile, le traitement consiste jusqu'au 25 juillet en pulvérisations et grands lavages d'eau oxygénée. Le 25 juillet la plaie se fermant, on place des drains et on continue les lavages à l'eau oxygénée deux fois par jour.

Le 22 septembre nouvel examen radiographique. La réduction n'est pas parfaite mais il s'est formé deux cals aux traits de fracture. Le membre est solide. L'appareil à extension est supprimé le 2 octobre.

Le blessé sort de l'Hôpital du Bon Marché le même jour. Sa plaie est à peu près cicatrisée, et il ne persiste qu'une petite fistule.

Obs. XV (*recueillie par M. Dacla*). — M... Olivier, âgé de 41 ans, du 5e d'Infanterie, blessé le 28 septembre 1915 entre Souchez et Neuville-Saint-Vaast par une balle qui lui a fracturé l'humérus droit. Le premier pansement est fait à l'ambulance divisionnaire. De là le blessé est transporté dans une autre ambulance où l'on procède à un large débridement, suivi de drainage de la plaie. On place le membre fracturé dans une gouttière. Le blessé passe une nuit dans le train sanitaire et arrive le 1er octobre à l'Hôpital du Bon Marché, dans le service de M. le Dr Triboulet.

A son entrée on constate l'existence d'une fracture ouverte de l'humérus droit à son tiers supérieur. L'orifice d'entrée du projectile se trouve sur la paroi antérieure de l'aisselle; l'orifice de sortie, qui a été débridé et drainé, est au milieu des faisceaux moyens du deltoïde.

Après lavage à l'éther et à l'eau oxygénée on met en place un appareil à extension de Delbet, la blessure étant trop haute pour permettre l'application d'un appareil plâtré. A partir de ce moment le blessé n'éprouve plus de douleurs.

La radiographie montre une fracture esquilleuse de l'humérus s'étendant depuis le col chirurgical jusqu'à la partie supérieure du tiers moyen. On vérifie en même temps que la réduction de la fracture est bien maintenue par l'appareil.

Les pansements quotidiens consistent en pulvérisations prolongées d'eau oxygénée suivies de grands lavages à l'éther. L'état général est bon. La température qui était de 39° au moment de l'arrivée du malade tombe à la normale au bout de trois jours.

Obs. XVI. — M... Joseph, du 8ᵉ d'Infanterie, entré le 23 mars 1915 à l'Hôpital auxiliaire n° 66. Fracture comminutive de l'humérus gauche, avec grand délabrement des parties molles.

La radiographie montre que la fracture siège à la partie supérieure de la diaphyse humérale.

Le foyer de fracture suppurant abondamment, on procède sous le chloroforme à l'ablation d'esquilles nombreuses et on institue des lavages à l'éther, puis au nitrate d'argent.

Après six mois de traitement la fracture n'est pas consolidée, et il reste une perte de substance osseuse assez étendue entre les deux fragments. Le malade est évacué le 3 octobre.

Obs. XVII. — L... Louis, sergent au 236ᵉ d'Infanterie, entré le 9 juin 1915 à l'Hôpital auxiliaire n° 66. Fracture de l'humérus gauche ; paralysie radiale, avec conservation de la sensibilité. La radiographie montre une fracture par éclatement au niveau de l'union du tiers inférieur et du tiers moyen, avec nombreuses esquilles.

On applique un appareil de Delbet, qui est d'abord relativement bien supporté, mais que l'on doit remplacer au bout de quelques jours par de simples attelles. La consolidation de la fracture est obtenue en moins de deux mois.

Sous l'influence d'un traitement électrique, commencé le 28 juin, sur le conseil de M. Babinski, la paralysie radiale s'améliore rapidement.

Obs. XVIII. — B... Charles, du 155ᵉ d'Infanterie, entré le 28 juillet 1915 à l'Hôpital auxiliaire n° 66. Fracture de l'humérus droit, compliquée d'une large plaie.

La radiographie montre une perte de substance osseuse correspondant à peu près au tiers moyen de la diaphyse humérale et laissant par conséquent un vide considérable entre les deux fragments supérieur et inférieur.

La plaie des parties molles se répare assez rapidement, mais, lorsque le blessé est évacué, le 3 octobre, par ordre du Service de santé, il n'y a aucune consolidation.

Obs. XIX. — V... Robert, du 72ᵉ d'Infanterie, entré le 28 juillet 1915 à l'Hôpital auxiliaire n° 66. Fracture de l'humérus droit par éclat de bombe, avec large plaie.

On constate par l'examen radiographique une fracture comminutive de l'humérus au tiers moyen avec écartement des deux fragments qui sont séparés l'un de l'autre par une perte de substance osseuse de 3 centimètres environ de hauteur.

Le membre est immobilisé avec des attelles métalliques. La cicatrisation de la plaie s'effectue normalement.

Le blessé est évacué par ordre, le 3 octobre ; à ce moment la fracture n'est pas consolidée.

Obs. XX. — R... Louis, brigadier au 2e d'Artillerie, entré le 31 juillet 1915 à l'Hôpital auxiliaire n° 66. Fracture de l'humérus droit, avec plaies profondes et étendues du bras et de l'avant-bras.

La radiographie, faite le 4 août, montre une fracture transversale à la partie moyenne de la diaphyse, avec chevauchement assez accentué des fragments.

On ouvre une grosse collection purulente de la région externe du bras, au niveau du foyer de fracture. En raison de la multiplicité et de l'étendue des plaies du bras et de l'avant-bras, il est impossible d'appliquer un appareil de contention. Sous l'influence du traitement par le sérum de Vallée, les plaies s'améliorent et la suppuration diminue rapidement. Evacuation le 3 octobre.

TRAITEMENT DES FRACTURES

COMPLIQUÉES DU FÉMUR

Depuis le commencement de la guerre, j'ai soigné, comme tous mes collègues, un grand nombre de fractures du fémur, soit à l'Hôpital Annexe du Val-de-Grâce nᵒ 3, admirablement organisé à l'École Polytechnique par Mᵐᵉ Andrée Messimy, soit à l'Hôpital Annexe du Val-de-Grâce nᵒ 12 (Ambulance du Bon Marché), soit à l'Hôpital Auxiliaire des Petites sœurs de l'Assomption.

Dans deux cas seulement, concernant l'un une fracture du col (fig. 25), déterminée par une balle ayant traversé le membre sans occasionner la moindre infection, l'autre un éclatement de la face antérieure du condyle externe produit par une balle de shrapnell, l'évolution de la lésion osseuse s'est faite comme celle des fractures fermées, sans aucune complication infectieuse, et le traitement a été des plus simples.

La fracture du col, observée chez un sous-lieutenant blessé à la bataille de la Marne, a guéri après quelques semaines de repos au lit, avec un raccourcissement d'un centimètre à peine (obs. I).

Chez l'autre blessé, une balle de shrapnell, entrée à la partie supérieure du creux poplité, avait pénétré d'arrière en avant et de dedans en dehors dans le condyle externe du fémur, dans la partie antérieure duquel le projectile était venu se loger, après avoir fait éclater au-devant de lui un fragment de la face antérieure du condyle qui, recouvert de son cartilage, avait glissé dans la cavité articulaire et était venu se coincer entre la face postérieure de la rotule et la gorge de la poulie fémorale (fig. 30), provoquant des douleurs vives au moindre mouvement de flexion du genou et rendant ainsi la marche difficile.

Une arthrotomie a permis d'enlever ce corps étranger articulaire et le résultat fonctionnel a été excellent, la marche étant rapidement devenue tout à fait normale (obs. II).

Dans tous les autres cas, les fractures étaient plus ou moins largement ouvertes, et le foyer de fracture infecté plus ou moins gravement, communiquant avec l'extérieur par des plaies en pleine suppuration, souvent d'odeur gangréneuse, sans parler des lésions concomitantes laissant parfois au second plan la fracture elle-même et son traitement, au point que, malgré tous nos soins, malgré la suppression du membre, aussi hâtive que possible, chez l'un d'eux, nous avons vu succomber trois blessés atteints de fracture du fémur (obs. III, IV et V), mais tardivement hospitalisés, alors que les progrès de l'infection ne pouvaient plus être enrayés.

Parmi ceux qui, au contraire, ont pu bénéficier d'une hospitalisation précoce et recevoir de bonne heure des soins appropriés, à la fois au point de vue de la désinfection des plaies et au point de vue du traitement de la fracture elle-même, quelques-uns, blessés par une balle de fusil et atteints de lésions minimes des parties molles, ont guéri facilement, avec un traitement relativement simple, la cicatrisation rapide des plaies transformant assez vite la fracture ouverte en fracture fermée, et permettant ainsi d'avoir recours sans difficultés aux méthodes classiques du traitement des fractures du fémur. C'est ainsi que, arrivé des bords de l'Yser à l'Hôpital Messimy, quarante-huit heures après avoir été atteint de fracture du fémur par balle, au tiers moyen, avec un orifice d'entrée antérieur, déjà recouvert d'une croûte, et un orifice de sortie postérieur, donnant une suppuration minime, un de nos blessés a été mis à l'extension continue, soigneusement appliquée dès le lendemain de son entrée, la radiographie ayant montré une fracture à deux fragments chevauchant l'un sur l'autre de 5 à 6 centimètres environ (obs. VI). Dix-huit jours plus tard, la plaie postérieure étant tout à fait cicatrisée, on a pu remplacer l'extension par un plâtre, et, deux mois après sa blessure, le malade pouvait marcher et quittait bientôt le service.

Mais la plupart des fractures de cuisse que nous observons sont compliquées de grands délabrements musculaires et cutanés, en pleine

suppuration, soit que la blessure ait été occasionnée par un éclat
d'obus, soit qu'elle ait été produite par une balle avec un petit ori-

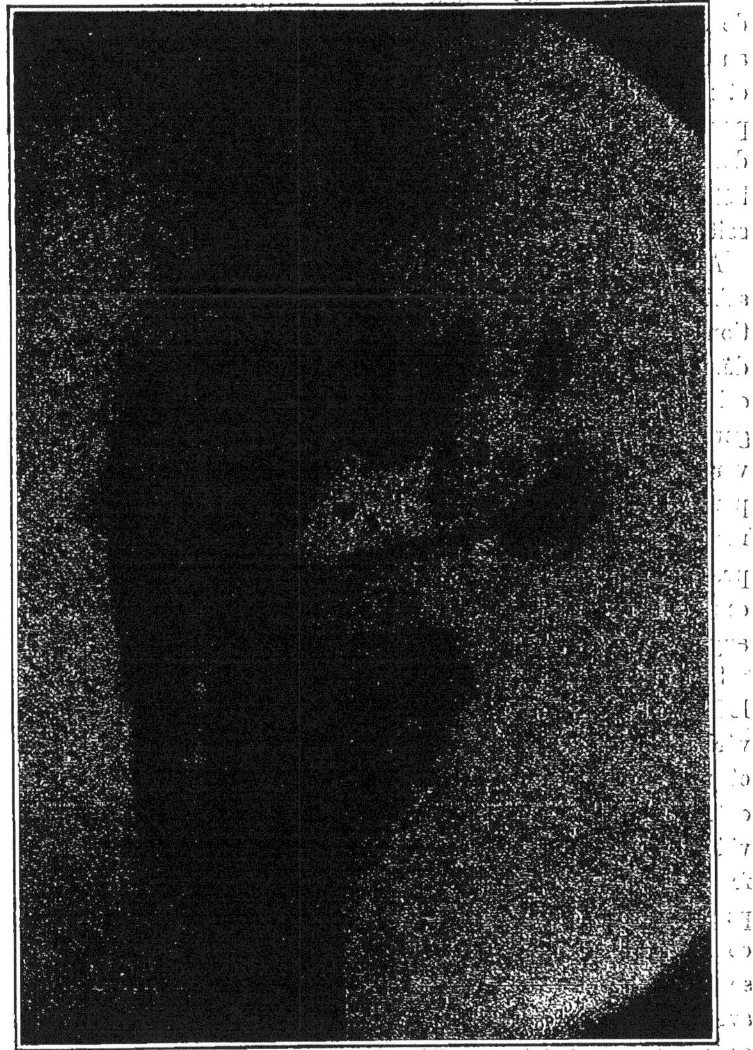

Fig. 17. — Fracture du fémur au tiers moyen (Obs. X).

fice d'entrée, et une large plaie correspondant à l'orifice de sortie,
par suite des effets explosifs que peut déterminer le projectile à che-

mise métallique déformée au contact de l'os et aussi par suite de la projection des esquilles au milieu des parties molles.

Dans d'autres cas, les plaies cutanées sont minimes, mais, en raison de l'infection profonde et pour donner issue au pus qui s'écoule mal au dehors, il est bien souvent nécessaire de les débrider largement et même de faire, aux points déclives, les contre-ouvertures indispensables à la réalisation d'un drainage efficace et d'irrigations abondantes, que nous avons toujours fait pratiquer matin et soir, soit à l'éther, qui nettoie si admirablement tous les foyers de suppuration, soit au permanganate de potasse ou à l'eau oxygénée diluée.

Autant ces larges débridements cutanés nous paraissent indispensables dans tous les cas où les plaies sont petites et la suppuration abondante, autant nous estimons qu'il faut éviter d'agir profondément et plus particulièrement sur le foyer de fracture, lorsque celle-ci est récente, pour extraire les esquilles et les corps étrangers. On risque trop, en effet, par une régularisation précoce, d'enlever des fragments osseux qui peuvent continuer à vivre et prendre part à l'édification du cal, et il nous semble qu'en intervenant prématurément sur une fracture à éclats multiples, parmi lesquels il est presque impossible de distinguer ceux qui sont frappés de mort et ceux qui resteront vivants et concourront à la consolidation, on augmente singulièrement les risques de pseudarthrose.

Si l'on considère, par exemple, la radiographie (fig. 17) concernant le blessé P... Eugène (obs. X), dont le fémur était, en son tiers moyen, véritablement éclaté et réduit en un informe amas d'esquilles grandes et petites, il paraît évident qu'un nettoyage du foyer de fracture aurait entraîné la disparition de la plupart d'entre elles et laissé ainsi un vide de plusieurs centimètres entre le fragment supérieur et le fragment inférieur, d'où impossibilité pour le blessé de guérir sans pseudarthrose, ou de consolider sa fracture sans un raccourcissement considérable. En n'intervenant au contraire que lorsque les séquestres sont définitivement constitués et le cal en bonne voie d'édification, avec utilisation du maximum de périoste conservé sur toutes les esquilles restées vivantes, on est absolument certain de n'enlever que le tissu osseux devenu inutile à la réparation et réduit à l'état de corps étranger. En procédant ainsi, tardivement, chez le blessé de l'observation X, je n'ai trouvé que quatre séquestres mobiles, alors qu'on aurait pu s'attendre à en trouver un bien plus grand nombre, à en juger d'après l'excellente radiographie, prise à l'entrée du malade par M. Dupoux, le très habile chef du service de radiographie de l'Hôpital Messimy. Deux ou trois autres esquilles présentaient une certaine mobilité, mais comme elles adhéraient solidement au cal, et qu'elles étaient recouvertes de périoste très vascularisé, je me suis bien gardé de les enlever ; il est plus que probable que quelques petits séquestres s'élimineront spontanément ou seront enlevés avant la fin de la cicatrisation des plaies, mais il me paraît préférable d'agir ainsi, plutôt que de s'exposer à détruire des portions de tissu osseux qui auraient pu concourir utilement à la consolidation de la fracture.

En ce qui concerne le traitement des plaies infectées compliquant la fracture et la désinfection du foyer osseux, indépendamment des lavages à l'éther et au permanganate de potasse ou à l'eau oxygénée diluée, je tiens à mentionner les excellents résultats que m'a donnés l'emploi des solutions de nitrate d'argent à 1 pour 200.000 ou même à 1 pour 300.000, suivant la méthode de Danysz que nous avons pu appliquer chez un grand nombre de blessés, dans mon service de l'Hôpital Messimy, grâce à la collaboration si active et si dévouée de Mlle Krongold, de l'Institut Pasteur. L'exposé de cette méthode a été l'objet d'une communication à la Société de Médecine de Paris (1) que je résumerai plus loin.

Dans quelques cas d'infection particulièrement graves, et plus spécialement dans des cas de suppuration à streptocoques, nous avons eu aussi recours, sur le conseil du Dr Roux, à l'emploi du sérum polyvalent de MM. Vallée et Leclainche (2), notamment chez un blessé (obs. IX) atteint d'une fracture du tiers supérieur du fémur gauche, et entré quatre jours plus tard à l'Hôpital Messimy avec une plaie de la face externe de la cuisse, très infectée et suppurant abondamment (3).

---

(1) Maurice Cazin. Traitement des plaies de guerre par la méthode de Danysz. *Bull. et Mém. de la Soc. de Méd. de Paris*, 26 février 1915, p. 60.

(2) Leclainche et Vallée. Sur le traitement sérique spécifique des plaies, *Bulletin de l'Académie de médecine*, 23 février 1915, p. 280.

(3) Maurice Cazin. Traitement des plaies infectées par le sérum polyvalent de Leclainche et Vallée, *Bull. et Mém. de la Soc. de Méd. de Paris*, 14 mai 1915, p. 155.

Alors que, malgré les lavages répétés à l'éther, la suppuration restait toujours très abondante, les injections quotidiennes de 10 centimètres cubes de sérum polyvalent dans la plaie, suivies de l'application de compresses imbibées de ce sérum, ont déterminé une rapide diminution de la suppuration et une cicatrisation normale de la plaie.

Chez le malade de l'observation XI, M. Paul B., entré à l'Hôpital Messimy, le 13 janvier 1915, avec une fracture très infectée du fémur datant du 24 août 1914 (fig. 22), l'action du sérum de Vallée n'a pas été moins remarquable, la température, qui oscillait entre 39° et 40°, étant tombée à 37°, quarante-huit heures après le début du traitement.

De même dans l'observation XIV, chez un blessé atteint d'une fracture de l'extrémité supérieure du fémur compliquée d'une vaste plaie gangréneuse des deux fesses, la température oscillait entre 39° et 40°, avec un état général grave, et elle atteignait même 40°8, à la suite d'une intervention qui avait permis d'enlever deux gros séquestres. Quatre jours après le début du traitement par le sérum de Vallée, elle tombait à 37°8, pour devenir bientôt définitivement normale, en même temps que la suppuration diminuait rapidement et que l'état général s'améliorait d'une façon notable.

La grande difficulté du traitement de ces fractures du fémur plus ou moins largement ouvertes et suppurantes résulte des difficultés que l'on rencontre lorsqu'il s'agit de réduire et de maintenir réduite la fracture, tout en assurant la possibilité de traiter convenablement les plaies souvent multiples et profondément infectées dans la plupart des cas, sans faire souffrir le blessé en mobilisant le membre fracturé et sans l'exposer aussi aux hémorragies secondaires, qui se produisent si facilement par suite du déplacement des fragments déterminé par les manœuvres que nécessitent les pansements lorsque le membre n'est pas parfaitement immobilisé.

Pour les fractures compliquées de plaies situées au-dessous du milieu de la diaphyse fémorale, nous avons pu apprécier les avantages des appareils plâtrés à anses armées du Dr Gourdet. Ces appareils, que M. Gourdet a préconisés pour le traitement des fractures compliquées ou des opérations articulaires, permettent, en effet, après réduction de la fracture sous anesthésie générale, une immo-

bilisation parfaite du membre, tout en laissant les plaies parfaitement libres et en permettant ainsi d'exécuter très facilement les
irrigations, le drainage et le pansement dans des conditions d'asépsie
rigoureuse.

Nous avons exposé, à propos des fractures ouvertes de l'humérus,
les principes généraux d'application des appareils plâtrés à anse
armée, en reproduisant la description de M. Gourdet. Pour la technique de confection de ces appareils, nous ne pouvons donc que ren-
voyer à cet exposé.

En ce qui concerne les fractures de cuisse, au lieu d'un appareil à
anse latérale *unique*, qui suffit à immobiliser une fracture de l'humérus, il est indispensable d'appliquer, pour obtenir une solidité
suffisante, un appareil à *deux anses latérales*, l'une externe, l'autre
interne,

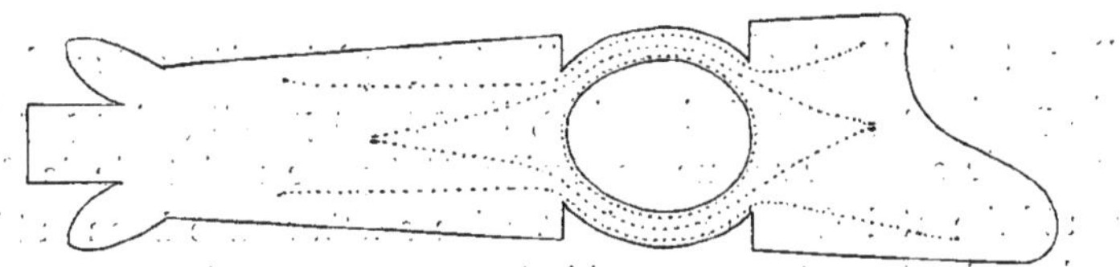

Fig. 18. — Appareil de Gourdet pour fracture de cuisse. — Lorsque la fracture siège
au-dessus du tiers inférieur du fémur, on complètera l'appareil par une ceinture de
bandelettes plâtrées entourant le bassin et la partie supérieure de la gouttière.

interne, identique à celui que M. Gourdet a appliqué à la résection du
genou, et dont voici la description :

L'appareil que l'on prépare doit avoir la forme d'une grande attelle
postérieure, avec un grand trou ovale qui correspond à la région
qu'occupent les plaies et dont les bords doivent former les anses
latérales (fig. 18).

« Un fil de fer circulaire autour du trou ovale, et deux fils latéraux de chaque côté, donnent deux anses très solides, à trois fils cha-
cune. Dans la préparation de l'appareil, il faut calculer la longueur
d'étoffe nécessaire pour les anses, qui ne doivent pas être trop longues,
pour avoir une grande rigidité...

« Les quatre fils longitudinaux remontent à quelques centimètres
du bord supérieur de l'appareil, et ne descendent, les plus extérieurs,
qu'au-dessus des malléoles (pour éviter leur blessure, en cas de mau-

vais modelage), les deux intérieurs jusqu'au-dessous de la saillie du mollet, car le pied est très suffisamment maintenu en bonne position par la tarlatane plâtrée, et cette région de l'appareil n'a pas besoin de renfort. Il en est tout différemment pour la partie supérieure, et, dans une première expérience où je n'avais mis que les deux paires de fils longitudinaux, les anses n'avaient aucune solidité ; le fil circulaire est donc indispensable, il donne appui à l'anse dans le sens latéral, et empêche tout mouvement anormal.

« L'imbibition et le modelage de cet appareil sont naturellement plus difficiles que pour les autres et il est nécessaire, plus que jamais, de lui donner presque sa forme définitive, aussitôt l'imbibition, au moment de l'appliquer. Il me paraîtrait avantageux de s'aider d'une attelle légère en bois pour éviter tout mouvement intempestif pendant la dessiccation (Gourdet) (1). »

Pour toutes les fractures compliquées de plaies siégeant au-dessus de la partie moyenne de la cuisse, il ne nous paraît guère possible de pouvoir compter sur un appareil plâtré pour maintenir la fracture réduite, et d'obtenir *sans l'extension continue* une bonne réduction de la fracture et une consolidation sans raccourcissement appréciable.

Mais il n'est pas facile de combiner tous les avantages d'une extension continue rigoureusement appliquée avec la possibilité d'assurer, sans remuer le membre blessé, les lavages, injections et pansements nécessaires à la guérison des plaies accompagnant la fracture.

L'appareil de M. Quénu, modifié par M. Mayet, tel que notre collègue a bien voulu l'appliquer sur un de mes malades (obs. XI), avec ceinture pelvienne et cuissart reliés l'une à l'autre par des tringles de rideaux, réalise parfaitement ce double but : traitement facile des plaies et extension continue sur la jambe, avec immobilisation parfaite du foyer de fracture. Combiné avec le dispositif que j'indiquerai plus loin et qui permet, sans soulever le malade, de glisser une cuvette au-dessous de la fracture et de faire ainsi toutes les irriga-

---

(1) Gourdet. Appareils plâtrés à anse armée pour fractures compliquées ou opérations articulaires. *Paris Chirurgical,* t. III, 1911, p. 342-343.

tions, pulvérisations et pansements nécessaires, cet appareil est évidemment un des meilleurs que l'on puisse employer.

De même nous avons utilisé l'appareil imaginé par M. Guelpa, notre distingué collègue de la Société de Médecine de Paris, et mis au point à l'Hôpital Militaire du Panthéon, dans le service de notre collègue Robert Loewy. Cet appareil, *entièrement métallique* et par conséquent stérilisable, permet l'extension continue et immobilise suffisamment le membre pour supprimer les douleurs au cours des pansements.

Voici en quoi consiste cet ingénieux appareil, d'après la description que nous empruntons à son auteur (1) :

« 1° D'abord une ceinture métallique solide, de la hauteur d'une huitaine de centimètres et composée de trois ou quatre pièces en charnières retenues par des goupilles mobiles. Elles permettent d'enlever facilement et temporairement une pièce et de la replacer, dans le but de pouvoir, par exemple, faire un pansement dans le cas de plaie par décubitus, ou simplement, pour nettoyage de la région sous-jacente à la ceinture.

« Cette ceinture, très solide, garnie naturellement, au moment de son application, d'une serviette et d'ouate, sera serrée autour de la région ischio-sus-pubienne. Elle présente, dans sa surface externe, de nombreux tenons qui serviront, comme vous le verrez, pour y fixer l'extrémité supérieure des attelles mobiles.

« 2° Une semelle métallique, présentant aussi tout autour des tenons solides pour la fixation inférieure des attelles. Cette semelle, garnie à son tour par de l'ouate, sera fixée au pied par des bandes.

« 3° Des attelles en acier, pas plus larges d'un ou deux centimètres, suffisamment solides, ayant à leur extrémité plusieurs encoches, pour que ces attelles puissent correspondre aux longueurs différentes du membre du blessé et permettre l'allongement nécessité par la réduction de la fracture.

« 4° Ces attelles, au nombre de trois ou quatre, sont fixées, par leurs encoches, en haut, aux tenons de la ceinture et, en bas, aux

---

(1) Guelpa. Appareil pour fractures compliquées des cuisses et des jambes. *Bull. et mém. de la Soc. de Méd. de Paris*, 11 déc. 1914, p. 619-620.

ténons de la semelle. Ainsi placées autour du membre blessé, elles empêchent le déplacement des fragments réduits.

« 5° La coaptation de ces fragments dans le sens latéral, est complétée, à l'occasion, par des lacs disposés, selon les besoins du moment, au-dessus et au-dessous de la fracture et reliés à une ou plusieurs attelles.

« 6° En relevant les pieds du lit, cet appareil permet, très aisément, d'établir la traction continue, comme dans les cas simples.

« 7° Des courroies ou des lacs sont attachés à des distances différentes, autour de l'appareil, pour mieux le consolider et, surtout, pour y fixer deux ou trois cordons solides qui, au moyen de petites moufles et d'un chevalet placé au-dessus du lit du malade, permettront aisément la suspension ou le déplacement du membre fracturé, soit au moment du pansement, soit pour les besoins de la selle ou de la toilette. »

Quel que soit d'ailleurs l'appareil de contension employé, plâtré ou métallique, ce système de suspension du bassin et du membre fracturé, au moyen de sangles et de moufles, si ingénieusement combiné par M. Guelpa, est à retenir, car il facilite beaucoup les soins à donner aux blessés, tout en étant infiniment plus simple et plus facilement réalisable que l'usage des lits mécaniques, une seule personne pouvant sans grand effort pratiquer la suspension, comme le montre bien la photographie (fig. 19) prise dans mon service de l'Hôpital Messimy par M. Domon, dont le talent et l'amabilité ont été si souvent mis par nous à contribution.

Mais il est plus simple encore de n'avoir pas besoin de suspendre le membre fracturé, en interrompant forcément l'extension continue. C'est dans ce but que nous employons très avantageusement la division du matelas en trois segments, dans le sens de sa longueur (fig. 20), le segment moyen correspondant à la région du membre fracturé sur laquelle siègent les plaies qu'il s'agit de traiter ; sa longueur doit être suffisante pour qu'il puisse être remplacé par une cuvette stérilisée que l'on glissera facilement sous le membre, après avoir enlevé ce segment moyen, qu'il est préférable de diviser lui-même en deux parties égales dans le sens de la longueur du lit; de cette façon on n'aura, le plus souvent, qu'à enlever, comme un tiroir, la partie correspondant au côté malade, l'autre partie restant en place ou étant attirée plus ou moins au dehors, et servant à empêcher le fléchissement du bassin dans le vide, comme cela se produit si souvent entre les sangles, dans la suspension du corps au moyen d'un lit mécanique. Lorsqu'il y a des plaies aux deux cuisses, on répétera la même manœuvre alternativement d'un côté et de l'autre.

Lorsque l'épaisseur du matelas est suffisante, et que la suppression momentanée du segment moyen laisse un vide assez grand, rien n'est plus facile, en procédant ainsi, que de faire les pansements les plus

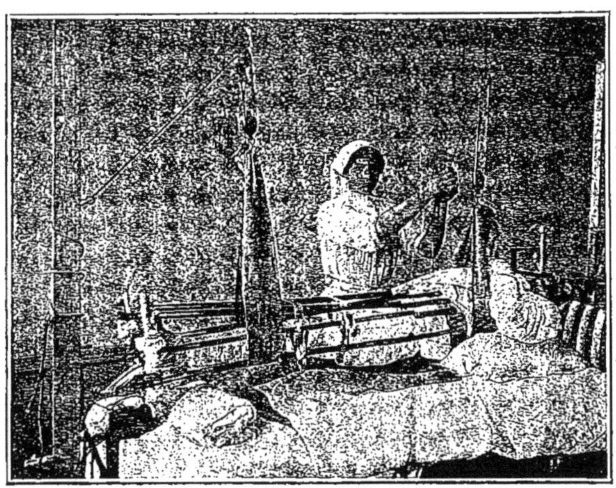

Fig. 19. — Appareil du Dr Guelpa.

compliqués sans interrompre l'extension continue et sans imprimer le moindre déplacement au membre fracturé, contrairement à ce qui se passe avec les appareils qui exigent une suspension du membre chaque fois que l'on fait le pansement.

Dans ces conditions il n'y a plus lieu de craindre la durée du pansement, et l'on peut tout à son aise, sans craindre de fatiguer le malade, faire les lavages et irrigations nécessaires, ainsi que les pulvérisations, prolongées sans inconvénient une demi-heure ou une heure, et faciles à installer même lorsque l'on veut agir sur de vastes plaies infectées de la face postérieure du membre. Enfin rien ne s'op-

pose, au point de vue des souffrances qu'autrement on pourrait redou-
ter, à ce que l'on fasse le pansement matin et soir, ce qui, sans aucun
doute, hâte singulièrement la désinfection des plaies septiques et la
détersion des parties sphacélées.

Les figures 20 et 21, que je dois à l'amabilité de M. D'Heilly, se
rapportent à un malade de l'Hôpital V. G. n° 12, blessé dans la
région d'Arras et évacué sur Paris cinq jours plus tard, après avoir
été d'ailleurs largement débridé et drainé dès le premier jour à
l'hôpital d'Aubigny. Au moment de son entrée les plaies, externe et

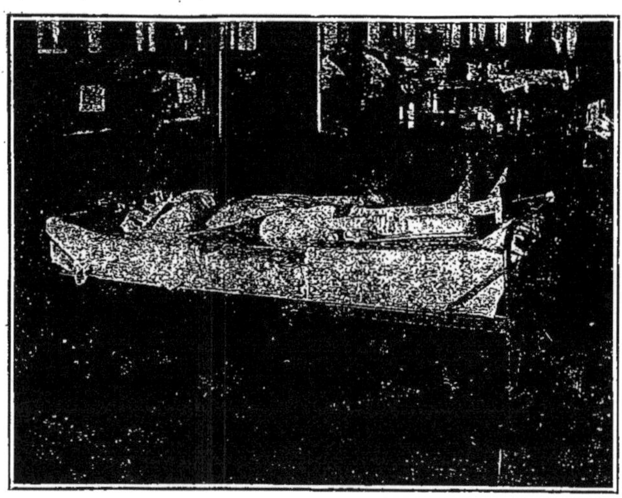

Fig. 20. — Appareil à extension continue avec segment du matelas mobile.

postérieure, suppuraient abondamment, la température était à 38°,
mais les fragments du fémur fracturé étaient très mobiles et les pansements extrêmement douloureux. Dès que M. Dacla, interne du service, eut installé l'extension continue, dans les conditions que je viens
d'indiquer, avec un poids de trois kilogrammes qui fut bientôt porté
à six, la suppuration diminua rapidement, la température devint
tout à fait normale, et le blessé cessa d'éprouver la moindre douleur au moment des pansements, qui purent être répétés matin et
soir, tant que cela parut nécessaire. Le résultat fut excellent et, après

quarante-cinq jours d'extension, la consolidation était presque complète, avec un raccourcissement d'un centimètre.

Nous avons également adopté ce dispositif à l'Hôpital Auxiliaire 66 ainsi qu'à l'Hôpital Messimy, où MM. Kœchlin et Bégenne-Lamotte, internes du service, l'emploient maintenant d'une façon régulière, à la grande satisfaction de nos blessés, pour faire leurs pansements, sans interrompre l'extension continue.

Avant d'y avoir recours, nous n'en traitions pas moins les fractures du fémur par l'extension continue, avec d'excellents résultats défini-

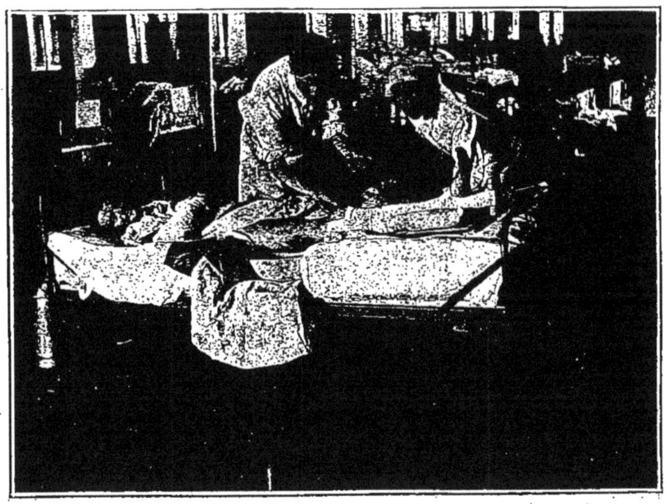

Fig. 21. — Le même appareil pendant le pansement. Le membre fracturé ne subit aucun déplacement.

tifs (obs. VII, VIII), mais chaque pansement occasionnait aux blessés des douleurs excessives, qui nous empêchaient de le faire deux fois par jour, et indépendamment du mauvais souvenir que les pauvres garçons conserveront de ces séances lamentables, il est bien certain que la durée du traitement s'est trouvée singulièrement prolongée, en raison de l'abondance de la suppuration, que l'on aurait tarie plus rapidement avec les deux pansements quotidiens.

Depuis le début de la guerre, cette question de l'immobilisation des fractures infectées du fémur a été l'objet des préoccupations des chirurgiens, et nombreux sont les dispositifs mis en pratique. Parmi eux, il en est un qui se rapproche de celui que je viens décrire : M. le Dr Chaton, de Besançon (1), emploie, en effet, depuis trois ou quatre mois, une planche à extension qui, au niveau de la partie sur laquelle repose le fémur fracturé, se compose de planchettes mobiles qu'il est facile de retirer soit pour les pansements, soit pour les selles, sans toucher à l'extension continue ; au-dessous de l'ouverture que laisse l'enlèvement des planchettes mobiles, il est facile de placer soit un bassin, soit un plateau ou une cuvette destinée à recevoir les liquides de lavage.

En résumé, contrairement à l'idée qu'on pouvait se faire au début de la guerre, en présence de ces malheureux soldats qui nous arrivaient avec des fractures de cuisse installées d'ailleurs dans d'excellentes conditions, au point de vue du transport, sur des gouttières métalliques, mais qui ne pouvaient supporter les manœuvres nécessitées par les pansements sans accuser des souffrances très aiguës, non seulement l'extension continue est parfaitement tolérée, mais, grâce à l'immobilisation des fragments et au relâchement musculaire qu'elle détermine, elle supprime au contraire la douleur, en même temps qu'elle est suivie d'une diminution rapide de la suppuration et d'une chute de la fièvre, pendant que le membre déformé s'allonge et prend une bonne attitude, que l'extension continue, bien appliquée, permet de réaliser au maximum, en la maintenant sans changement jusqu'à consolidation complète. En outre, on doit ajouter que l'extension continue, établie dès le début du traitement, supprime, par l'immobilisation des fragments et la suppression de leur chevauchement, le danger des hémorragies secondaires qui se produisent si facilement par suite du déplacement des fragments presque inévitablement réalisé par les manœuvres que les pansements nécessitent, sur un membre fracturé non immobilisé.

Il est tout un chapitre du traitement des fractures du fémur pour lequel nous n'avons pas en ce moment un nombre d'observations

---

(1) Chaton. Traitement des fractures de cuisse ouvertes et infectées. Une planche à extension. *Paris Chirurgical*, t. VII, Juillet 1915.

suffisant, c'est celui qui concerne les fractures non consolidées ou consolidées avec un chevauchement des fragments et un raccourcissement du membre tel que l'impotence fonctionnelle est presque absolue. Nous reproduisons en terminant une radiographie qui montre jusqu'à quel point peuvent aller le chevauchement des fragments et la déformation du membre dans le cas de fracture *non traitée* (fig. 24). Elle concerne un pauvre garçon qui, après avoir subi une amputation du pied, est resté quatre mois dans une ambulance de Compiègne pour être ensuite évacué sur Paris, où il nous est arrivé avec une escarre sacrée profonde et un état général extrêment précaire (Obs. XIX).

OBSERVATIONS

Obs. I. — D... Raymond, sous-lieutenant, blessé le 16 septembre 1914, à Tracy (Oise). Application immédiate d'un pansement sur les deux orifices d'entrée et de sortie du projectile, situés l'un à la partie supérieure de la face externe de la cuisse gauche, l'autre un peu en dedans du triangle de Scarpa. Deux heures après les plaies sont badigeonnées à la teinture d'iode, et un nouveau pansement est appliqué.

Le blessé entre le 21 septembre à l'Hôpital Messimy. Les radiographies faites par M. Dupoux le 24 septembre montrent l'existence d'une fracture du col du fémur (fig. 25). L'impotence fonctionnelle est relativement minime, mais il existe une hypéresthésie très accentuée à la face externe de la cuisse, principalement au niveau de son tiers inférieur.

Le malade quitte l'Hôpital Messimy le 26 octobre, se plaignant de troubles nerveux pour lesquels il est adressé à M. Babinski.

Obs. II. — O..., lieutenant, blessé le 3 septembre 1914, entré à l'Hôpital Messimy le 4 septembre. Une balle de shrapnell, entrée à la partie supérieure du creux poplité, a pénétré d'arrière en avant et de dedans en dehors dans le condyle externe du fémur, dans lequel elle est venue se loger en faisant éclater au-devant d'elle un fragment de la face antérieure du condyle, qui, revêtu de son cartilage articulaire, a glissé dans l'articulation, venant se placer entre la rotule et la poulie fémorale. Le genou était augmenté de volume, en raison d'une hémo-hydarthrose consécutive au traumatisme. Le membre a donc été immobilisé dans un appareil plâtré, l'orifice d'entrée du projectile s'étant cicatrisé immédiatement. Le plâtre supprimé, les mouvements de flexion étaient presque impossibles, à cause de la douleur aiguë que déterminait la moindre tentative de mobilisation. L'arthrotomie du genou a permis d'enlever le fragment osseux interposé entre la rotule et la poulie fémorale, et le résultat fonctionnel a été excellent, la flexion étant désormais devenue possible et la marche normale.

Obs. III (*recueillie par M. Kœchlin*). — D... Auguste, âgé de 35 ans, soldat au 84ᵉ territorial, blessé le 29 septembre 1914, est entré à l'Hôpital Messimy, le 5 octobre 1914, atteint de vastes plaies pénétrantes infectées des deux cuisses avec fracture du fémur droit.

La radiographie montre une fracture oblique de l'extrémité inférieure du fémur, avec chevauchement des fragments ; en raison de l'œdème diffus dont il est le siège, le membre droit est simplement placé sur une gouttière.

Les plaies paraissaient très améliorées, lorsque, dans la nuit du 20 octobre, le gonflement de la cuisse a augmenté considérablement, en même temps que l'œdème de la jambe s'est beaucoup accentué.

On constate à la face interne du fémur, au niveau du foyer de fracture, de la rénitence, ainsi qu'une rougeur des téguments. La température, qui, jusqu'au 18 octobre, s'était maintenue aux environs de 38°5, dépasse à ce moment 40° ; le 19 au soir 40°5 et le 20 au matin 40°8. Une incision de 8 à 10 centimètres permet de donner issue à des caillots abondants, en voie de suppuration. Le malade, déjà très affaibli les jours précédents, a succombé le 21.

Obs. IV (*recueillie par M. Kœchlin*). — B... Marcel, âgé de 25 ans, soldat au 92ᵉ d'Infanterie, blessé le 13 novembre 1914, entre à l'Hôpital Messimy le 18 novembre, avec une fracture de l'extrémité supérieure du fémur gauche, compliquée d'une large plaie gangrenée de la fesse, par éclat d'obus. Le 15 novembre, à Juvisy, on a pratiqué de grandes incisions et de nombreuses pointes de feu profondes dans la région fessière. Les plaies donnent issue à une suppuration abondante et fétide.

Le 5 décembre, il se produit une hémorragie diffuse, en nappe, que l'on arrête par un tamponnement, que l'on renouvelle au bout de quarante-huit heures. Malgré les injections de sérum par la méthode de Murphy, malgré des injections sous-cutanées de sérum gélatiné, etc., le malade s'affaiblit progressivement et succombe le 11 décembre.

L'état du blessé était si grave, à son arrivée à l'hôpital, que l'examen radiographique n'a pas été pratiqué. Il n'y avait d'ailleurs pas à songer au traitement de la fracture du fémur, en raison du siège et de l'infection des plaies.

Obs. V (*recueillie par M. Bégenne-Lamotte*). — F..., Marcel, âgé de 17 ans, blessé le 9 mai aux environs d'Arras, entre le 12 mai à l'Hôpital Messimy. Fracture très infectée du fémur au tiers moyen par éclat d'obus, avec une vaste plaie des faces antérieure et interne de la cuisse, à l'union du tiers moyen et du tiers inférieur, et une autre plaie dans le creux poplité. La radiographie montre une fracture non esquilleuse avec chevauchement considérable des deux fragments. Grands lavages à l'éther, pulvérisations d'eau oxygénée matin et soir. Extension continue. Dans la nuit du 16 au 17 mai, hémorragie abondante par la plaie du creux poplité, qui, malgré un tamponnement des plaies, ne cesse pas ; le 17 au matin, ligature de la fémorale à la pointe du triangle de Scarpa ; le 18, la gangrène de la jambe atteignant presque le genou, amputation de cuisse, et à la fin de la journée transfusion du sang, de la radiale du donneur à la céphalique du preneur, pendant trente-cinq minutes environ, suivie d'une amélioration frappante, mais les progrès de la septicémie n'en continuent pas moins ; le lendemain subictère et urines acajou, et mort le 20 dans la matinée.

Obs. VI (*recueillie par M. Bégenne-Lamotte*). — V... Pierre, âgé de 21 ans, soldat au Ier Régiment d'infanterie coloniale. Blessé le 27 avril 1915 sur l'Yser. Entré à l'Hôpital Messimy le 29 avril. Fracture du fémur par balle, au tiers moyen. Orifice d'entrée à la face antérieure de la cuisse, recouvert d'une croûte ; orifice de sortie à la face postérieure, donnant une suppuration minime.

La radiographie montre une fracture à deux fragments, chevauchant l'un sur l'autre de 5 à 6 centimètres environ.

M. Bégenne-Lamotte applique l'extension continue dès le lendemain de l'entrée du malade, et, le 18 mai, la plaie postérieure étant tout à fait cicatrisée, il remplace l'extension par une gouttière plâtrée, appliquée sous le chloroforme Le plâtre est enlevé le 25 juin. La consolidation est parfaite, et l'on trouve 7 à 8 millimètres de raccourcissement, au maximum. L'atrophie musculaire est très minime. Le blessé se lève le 1er juillet et commence à marcher.

Obs. VII (*recueillie par M. Kœchlin*). — M..., âgé de 34 ans, soldat au 7[o] Chasseurs Alpins, blessé le 26 septembre 1914 dans la Somme, entré le 29 septembre à l'Hôpital Messimy. Fracture ouverte du fémur gauche, à peu près à l'union du tiers moyen et du tiers supérieur, avec plaie de la partie postéro-externe de la cuisse, très infectée et suppurant abondamment.

La radiographie montre un éclatement du fémur en nombreux fragments, avec corps étrangers métalliques.

Le foyer de fracture est irrigué matin et soir soit à l'éther, soit au permanganate de 1 °/₀₀. Les corps étrangers et quelques esquilles sont enlevés le 18 octobre, et l'on applique ensuite l'extension continue. La suppuration diminue progressivement, quelques esquilles s'éliminent. Le 28 décembre on pratique un grattage osseux. La fracture est consolidée à ce moment et l'on supprime l'extension continue.

Le blessé quitte l'hôpital le 19 mars 1915, avec un raccourcissement d'un demi-centimètre.

Obs. VIII (*recueillie par M. Kœchlin*). — D... François, âgé de 22 ans, blessé le 6 septembre 1914, à la bataille de la Marne, pansé le 9 dans une ambulance du front, et évacué le 10 sur le Bourget, entre le 21 septembre à l'Hôpital Messimy ; il présente une fracture de l'extrémité supérieure du fémur, avec un raccourcissement notable du membre, et une double plaie très infectée, suppurant abondamment, un des orifices siégeant sur la face antérieure de la cuisse, au niveau et un peu en dedans de la pointe du triangle de Scarpa, l'autre en dehors et en arrière. L'état général du blessé est mauvais, la température élevée, et la mobilisation du membre extrêmement douloureuse. La radiographie montre le fémur éclaté en plusieurs fragments au-dessous du petit trochanter.

Le foyer de fracture est irrigué deux fois par jour au permanganate de potasse à 1 °/₀₀, puis à l'éther, qui amène une diminution sensible de la suppuration. Le 22 octobre on établit l'extension continue, qui est bien supportée et suivie d'une diminution de la suppuration.

Le 3 janvier la consolidation de la fracture est terminée, et l'on peut supprimer l'extension.

Le malade est sorti guéri, avec un raccourcissement insignifiant.

Obs. IX (*recueillie par M. Kœchlin*). — P... Antoine, âgé de 33 ans, soldat au 121ᵉ d'Infanterie, également atteint, le 25 novembre 1914, à Ypres, d'une fracture du tiers supérieur du fémur gauche, est entré à l'Hôpital Messimy le 29 novembre avec une plaie de la face externe de la cuisse, communiquant largement avec le foyer de fracture, très infectée, suppurant abondamment.

La radiographie montre l'existence d'une fracture très esquilleuse au-dessous du petit trochanter (fig. 28).

Malgré les lavages de la plaie à l'éther, répétés matin et soir, malgré les injections sous-cutanées d'électrargol à hautes doses (40 et 50 centimètres cubes matin et soir), la température, du 30 novembre au 10 décembre, oscille entre 39° et 40°.

Le 10 décembre, M. Guelpa applique son appareil, avec extension continue. Très rapidement la température diminue, mais la suppuration est toujours abondante.

La consolidation de la fracture du fémur, grâce à l'extension continue, a été obtenue dans de bonnes conditions, avec un raccourcissement très minime (fig. 29).

Obs. X (*recueillie par M. Bégenne-Lamotte*). — P... Eugène, âgé de 32 ans, soldat au 246° d'Infanterie, blessé le 23 mai 1915 à Carency, entre à l'Hôpital Messimy le 26 mai. Fracture du fémur au tiers moyen, avec orifice d'entrée recouvert d'une croûte, sur la face antérieure de la cuisse; orifice de sortie légèrement suppurant, sur la face postérieure du membre.

La radiographie (fig. 17) montre un véritable éclatement du fémur, qui forme à ce niveau un amas informe d'esquilles grandes et petites, au milieu desquelles on distingue de nombreuses parcelles métalliques.

L'extension continue est installée le 27 mai et produit un soulagement immédiat au point de vue des douleurs. Le 7 juin la température s'élève et l'ouverture d'une collection au voisinage de l'orifice de sortie est rapidement suivie d'un retour à la normale.

Le 1er juillet une large incision sur la face externe du foyer de fracture permet d'enlever quelques séquestres complètement mobiles, mais on respecte les esquilles qui tiennent encore au fémur. Le blessé est remis à l'extension. Une radiographie prise à la fin de juin montre que la consolidation est en bonne voie et que la continuité de l'os est parfaitement rétablie.

A la fin du mois d'août, la consolidation est parfaite.

Obs. XI (*recueillie par M. Bégenne-Lamotte*). — B... Paul, atteint le 24 août 1914 d'une fracture du fémur gauche par balle de shrapnell, hospitalisé le 31 août à Louhans, où il est resté jusqu'au 13 janvier 1915, a été évacué à ce moment sur l'Hôpital Messimy.

Sur une radiographie pratiquée le 14 janvier (fig. 22) on constatait une déviation très accentuée du fragment supérieur en dehors. Le 25 janvier, notre collègue Mayet voulut bien appliquer son appareil plâtré avec ceinture pelvienne et cuissart reliés l'une à l'autre par des tringles de rideaux, avec extension continue. Malheureusement il y avait au niveau du tendon d'Achille et dans le creux poplité des plaies superficielles incomplètement cicatrisées, et l'appareil, mal supporté, dut être enlevé le

5 février. L'extension continue fut installée le 12 février et maintenue pendant trois mois. Le 9 avril, un large débridement sur la face externe du foyer de fracture permit d'enlever 3 séquestres. Une radiographie prise le 26 avril montrait les fragments en excellente position, mais séparés l'un de l'autre par une zone claire de 7 centimètres environ (fig. 23).

Le 10 mai, malgré l'absence de consolidation, on supprime l'extension, patiemment supportée depuis trois mois. Mais une radiographie indique, le 7 juin, une nouvelle déviation du fragment supérieur, en même temps qu'une mensuration du membre permet de constater que le raccourcissement qui, le 10 mai, était à peu près nul, est de nouveau de 6 cen-

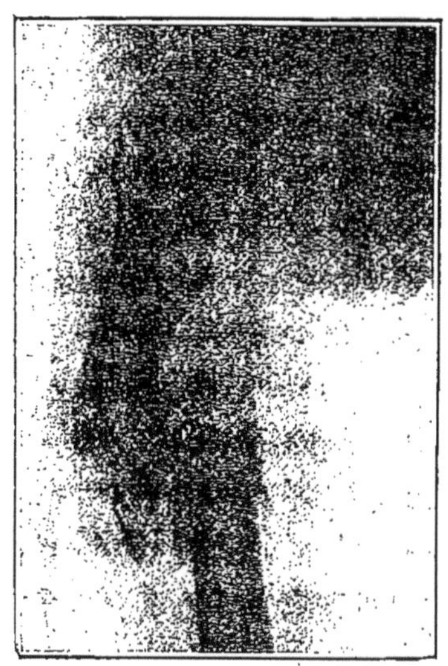

Fig. 22. — Fracture du fémur par balle de shrapnell (Obs. XI).

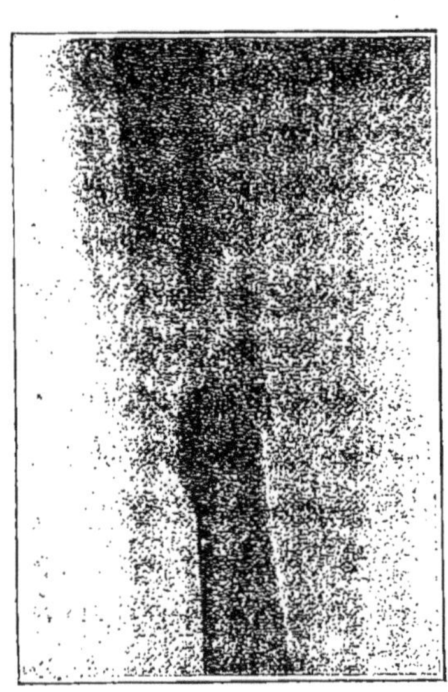

Fig. 23. — Même fracture après extension.

timètres environ On reprend l'extension continue, jusqu'à la fin de juillet.

On applique ensuite un appareil silicaté, qui permet au malade de marcher. A ce moment il n'y a aucune consolidation, mais la déviation du fragment supérieur ne s'est pas reproduite. Le 20 septembre, la mobilité est beaucoup moindre ; on constate un raccourcissement de 5 centimètres. Le 8 octobre, le cal paraît solide et le malade marche sans appareil.

OBS. XII (*recueillie par M. Dacla*). — D... Henri, âgé de 24 ans, soldat au 8⁰ Zouaves, atteint de fracture de cuisse par balle le 11 mai, à Neuville-

Saint-Vaast, a été soigné pendant cinq jours à l'hôpital d'Aubigny, où ses plaies ont été largement débridées et drainées, puis évacué sur Paris, où il entre le 17 mai à l'Hôpital V. G. 12 (Bon Marché), dans le service de M. le Dr Triboulet.

Le siège de la fracture est au niveau de l'union du tiers moyen et du tiers inférieur du fémur ; elle communique avec l'extérieur par deux plaies suppurant abondamment, situées l'une sur la face externe, l'autre sur la face postérieure de la cuisse. La température oscille autour de 38°. L'état général est bon.

Le membre est mis à l'extension continue, avec un poids de 3 kilogrammes au début, qu'on augmente progressivement et qu'on porte à 6 kilogrammes au bout de deux jours. Le blessé ne souffre aucunement pendant les pansements, grâce à la mobilité du segment de matelas sur lequel repose la fracture (Fig. 20 et 21).

L'extension est supprimée après quarante-cinq jours. La consolidation est incomplète ; on constate un raccourcissement d'un centimètre. Le malade est remis à l'extension, qui est supprimée définitivement le 31 juillet, la consolidation étant achevée.

Obs. XIII (*recueillie par M. Dacla*). — G... Constant, âgé de 38 ans, soldat au 70e Territorial, blessé le 25 mars 1915, près de Lassigny, par une balle qui lui fracture le fémur à sa partie moyenne. Transporté le lendemain à l'ambulance de Ricquebourg, où on effectue un débridement, suivi de drainage, sur les faces antérieure et postérieure de la cuisse, et où on le met en gouttière. Le 24 avril, il est transporté à Villers-sur-Coudain où il reste jusqu'au 9 juin. Là on lui fait de l'extension continue pendant un mois.

Le blessé arrive le 10 juin à l'Hôpital du Bon Marché, dans le service de M. le Dr Claisse. Le drainage s'effectue mal et l'on pratique une incision sur le côté externe de la cuisse. La température oscille entre 37°5 et 38°5. On constate un œdème prononcé de la jambe. La consolidation n'est pas faite. La radiographie montre une très mauvaise position des extrémités des fragments qui ne sont pas dans le même axe. La mensuration donne un raccourcissement de 3 centimètres. Le blessé est mis en extension le 17 juin. L'œdème diminue aussitôt et le blessé n'éprouve aucune souffrance. Les plaies sont en bonne voie de cicatrisation.

Il commence à se lever le 16 août. Sa fracture est parfaitement consolidée.

Obs. XIV. — D... Etienne, âgé de 23 ans, blessé le 10 novembre 1914, a été évacué le 18 novembre sur l'Hôpital auxiliaire 66 des Petites sœurs de l'Assomption, atteint d'une vaste plaie gangréneuse des deux fesses, compliquée d'une fracture de l'extrémité supérieure du fémur gauche, avec suppuration abondante et fétide du foyer de fracture, lymphangite étendue à tout le membre inférieur gauche, état général grave.

Les pulvérisations à l'eau oxygénée, répétées matin et soir, déterminèrent une rapide cicatrisation des plaies fessières, mais les plaies de la cuisse, correspondant au foyer de fracture du fémur, continuaient à suppurer abondamment, malgré les injections d'éther et de teinture d'iode. La température, du 23 décembre au 1er janvier, oscille entre 39° et 40°, et l'état général reste grave. Le 2 janvier, je débride largement le foyer de fracture et j'enlève deux gros séquestres ; le 4 janvier la température monte à 40°8. Le 5 janvier on commence les injections quotidiennes de 10 centimètres cubes de sérum de Vallée dans le foyer de fracture ; quarante-huit heures après la première injection, la température était seulement de 38°8, au quatrième jour elle tombait à 37°8, et le 10 janvier à 37°4, pour rester définitivement normale. Parallèlement à la chute progressive de la température, la suppuration diminuait rapidement, la lymphangite disparaissait complètement, et l'état général devenait très satisfaisant.

L'extension continue n'a pu être faite que dans des conditions très défectueuses et très tardivement, en raison du siège et de l'étendue des plaies fessières, qui ont nécessité l'installation du blessé sur un lit mécanique à sangles. La fracture n'a pu être réduite et le blessé a guéri avec un raccourcissement de 5 centimètres.

Obs. XV (recueillie par M. Dacla). — B... André, âgé de 28 ans, du 360e d'Infanterie, atteint le 25 août 1914 à Remerville d'une fracture du fémur par balle. Après être resté trois jours sur le champ de bataille, il est évacué sur Nancy où pendant une vingtaine de jours il change cinq fois d'hôpital. Chaque fois on lui fait de l'extension. Transporté à l'Hôpital Saint-Julien il y reste deux mois. Là on le met en extension et au bout d'un mois il est atteint de phlébite du membre blessé. Pendant les trois mois qui suivent, le blessé est encore transporté dans quatre hôpitaux différents.

Il arrive le 24 mars 1915 à l'Hôpital du Bon Marché, dans le service de M. le Dr Triboulet. La cicatrisation est complète. La fracture est consolidée. La radiographie montre un cal avec chevauchement des fragments. La mensuration accuse un raccourcissement de 5 centimètres. Très grosse atrophie musculaire et raideur de l'articulation du genou qu'on mobilise sous anesthésie. Massage et électricité. L'atrophie persiste ainsi qu'une impotence fonctionnelle notable.

Obs. XVI (*recueillie par M. Dacla*). — T... Joseph, âgé de 29 ans, du
71ᵉ d'Infanterie, blessé le 21 octobre à Rivières par une balle fracturant

FIG. 24. — Fracture du fémur non traitée (Obs. XIX).

le fémur. Le blessé est aussitôt pansé au poste de secours et le membre
immobilisé au moyen de planches. Evacué sur l'hôpital d'Avesnes-

Lecomte, il y reste près de quatre mois. On le met en gouttière pendant cinq à six jours, puis on la supprime, le blessé ne pouvant pas la supporter. On procède au débridement des plaies et on enlève des esquilles. Le blessé reste sans gouttière ni extension jusqu'au jour de son départ le 16 février. Il a pendant cette période plusieurs abcès de la jambe.

Le 18 février il arrive à l'Hôpital du Bon Marché, dans le service de M. le Dr Triboulet. La fracture est consolidée. La radiographie montre un cal volumineux avec grand écartement des fragments. Un débridement avec drainage est nécessaire ; on extrait aussi quelques esquilles. La température est normale. La mensuration donne un raccourcissement de près de 6 centimètres qui occasionne une impotence fonctionnelle à peu près complète.

Obs. XVII. — M... Emile, âgé de 27 ans, soldat au 2e d'Infanterie, blessé le 12 mars 1915, près d'Arras, par une balle qui fracture le fémur à sa partie inférieure. Les plaies se compliquent rapidement de gangrène gazeuse remontant presque jusqu'à la racine du membre, et l'on combat cette complication à l'aide d'injections d'or colloïdal, locales et intra-veineuses. On immobilise le membre avec un appareil plâtré à anse armée. De l'ambulance où il a été soigné pendant un mois environ, le blessé est évacué sur Paris, où on l'hospitalise à l'Hôpital auxiliaire n° 66, organisé par les Petites sœurs de l'Assomption.

Dès son arrivée, on le soumet à l'extension continue. La radiographie montre une fracture oblique du quart inférieur du fémur, avec chevauchement des deux fragments. Malgré l'extension que l'on continue pendant un mois, le raccourcissement n'a pu être réduit à moins de 3 centimètres. Les plaies, qui, au moment de l'arrivée du malade à Paris, donnaient du pus bleu en abondance, ont été traitées par le sérum de Vallée, et le pus bleu a rapidement disparu. La consolidation osseuse est terminée le 25 mai.

Obs. XVIII. — C... Albert, âgé de 31 ans, caporal au 317e d'Infanterie, blessé le 9 septembre 1914 à Nanteuil-le-Haudoin : une balle dans l'épaule gauche, une autre dans le coude droit, un éclat d'obus dans la cuisse gauche, qui détermine une fracture du fémur au niveau de son quart inférieur. Hospitalisé le 13 septembre à Rouen, il est placé huit jours plus tard dans un appareil d'Hennequin, qu'il ne peut supporter à cause d'un œdème considérable qui se développe au niveau du genou ; l'application d'un appareil de Tillaux n'est pas mieux tolérée, et le blessé reste ensuite plus de quinze jours sans extension. On lui applique enfin une botte plâtrée qui permet de reprendre l'extension continue, pendant vingt-trois jours, mais le plâtre ayant produit une plaie au niveau du tendon d'Achille, on doit supprimer la botte plâtrée, et appliquer à nouveau l'appareil de Tillaux. Il est à noter que pendant ces diverses tentatives d'extension continue *jamais on n'a fait de contre-extension* au moyen du corps placé dans la déclivité. La consolidation de la fracture s'est donc effectuée avec 5 centimètres de raccourcissement.

De plus, le blessé a conservé une fistule osseuse, pour laquelle il a été hospitalisé de nouveau, à l'Hôpital du Bon Marché, et a subi, le 13 mars 1915, une large trépanation du fémur, suivie de cicatrisation apparente à la fin de juin, mais non définitive, car la plaie donnait encore à ce moment un peu de suppuration.

Obs. XIX. — M... Jean, âgé de 39 ans, soldat au 321° d'Infanterie, blessé le 20 janvier à Fontenay, soigné pendant une dizaine de jours dans une ambulance, puis évacué sur Compiègne, où il reste jusqu'au 28 mai. Entré le même jour à l'Hôpital Messimy, il présente, à ce moment, une effroyable déformation de la cuisse droite, consécutive à une fracture du fémur (fig. 24), avec un tel chevauchement des fragments que le genou est à peu près au niveau du milieu de la cuisse gauche. Le blessé a subi une amputation du pied droit. Il présente, en outre, une escarre sacrée profonde et son état général est extrêmement précaire. L'ouverture d'un abcès, le 11 juin, au niveau du foyer de fracture, est suivie d'une amélioration de l'état général, en même temps que des pansements fréquemment répétés modifient l'aspect de la plaie sacrée, qui est bientôt cicatrisée.

TRAITEMENT DES PLAIES ARTICULAIRES

PAR BLESSURES DE GUERRE

Si l'on se reporte aux chapitres que les auteurs classiques ont consacrés aux plaies des articulations, surtout en ce qui concerne leur évolution, leur pronostic et leur traitement, on doit reconnaître que de grands progrès ont pu être réalisés, dans la guerre actuelle, au point de vue du traitement des plaies articulaires par blessures de guerre, pour tous les cas où une évacuation rapide et une hospitalisation précoce ont permis de donner en temps utile aux blessés les soins nécessaires, avec toutes les rigueurs de l'asepsie et de l'antisepsie qu'exigent, autant que les plaies de l'abdomen, les lésions traumatiques ouvertes des articulations.

Tous les faits que j'ai pu observer à ce point de vue, soit à l'Hôpital Annexe du Val-de-Grâce n° 3, soit à l'Hôpital Annexe du Val-de-Grâce n° 12, soit dans les Hôpitaux auxiliaires n° 66 et n° 79, démontrent à quel point, et dans quelles conditions souvent peu favorables en apparence, la méthode conservatrice patiemment appliquée permet, grâce aux agents bactéricides judicieusement employés, de sauver beaucoup de membres pour lesquels une amputation aurait pu être jugée inévitable.

1. — *Plaies articulaires non infectées.*

J'ai insisté, dès les premiers mois de la guerre, sur les différences extrêmement frappantes constatées par nous tous entre les résultats merveilleux que donne *l'hospitalisation précoce*, après un premier pansement appliqué aussi rapidement et aussi aseptiquement que possible, dans le traitement des blessures de guerre, et ceux qui sont a conséquence d'une hospitalisation tardive, après les évacuations à de trop longues distances.

Parmi les observations que j'ai pu citer à ce propos, il en est deux

Fig. 25. — Fracture du col du fémur par balle.

qui concernent des plaies articulaires graves, guéries de la façon la plus simple.

La première est celle du sous-lieutenant R. D..., du 145° d'Infanterie, âgé de 20 ans, blessé le 26 septembre 1914, à Tracy (Oise), d'un coup de feu à la hanche, le projectile ayant traversé de part en part le col du fémur, en partie dans la portion intra-capsulaire du col, ainsi qu'en témoigne la radiographie reproduite ci-dessus (fig. 25).

Deux heures après l'application immédiate du pansement individuel, les orifices d'entrée et de sortie ont été badigeonnés à la teinture d'iode, et recouverts d'un pansement aseptique. Trois jours plus tard, le blessé était hospitalisé à l'Ecole Polytechnique (Hôpital Messimy), et il a suffi d'un mois de repos au lit pour obtenir une guérison parfaite de cette fracture intra-articulaire.

Une deuxième observation concerne le lieutenant O..., de l'infanterie coloniale, atteint d'une blessure grave du genou par balle de shrapnell, avec éclatement d'une partie de la poulie fémorale, dont un fragment volumineux se trouvait projeté dans la cavité articulaire, interposé entre la rotule et le fémur (Fig. 30). Après immobilisation dans un appareil plâtré, j'ai fait une arthrotomie qui m'a permis d'enlever ce fragment osseux, et la guérison a été rapidement obtenue, avec un fonctionnement normal de l'articulation du genou.

II. — *Plaies articulaires infectées.*

Pour le traitement des plaies articulaires infectées, j'ai eu recours, après de larges débridements, aux injections d'éther abondamment répétées matin et soir, et suivies, soit de bains prolongés au permanganate de potasse à 1 °/$_{oo}$, soit d'irrigations aussi longues que possible avec les solutions extrêmement diluées de nitrate d'argent, suivant la méthode de Danysz, qui m'a donné les meilleurs résultats, au double point de vue de la désinfection rapide et du bourgeonnement intensif des plaies, aboutissant en un temps relativement court à une réparation complète de pertes de substance très étendues.

Comme j'ai eu déjà l'occasion de le rappeler (1), ce qui a fait abandonner l'emploi de beaucoup d'antiseptiques, malgré leurs propriétés bactéricides très actives, c'est le défaut qu'ils présentent de détruire les tissus sur lesquels on les fait agir, et M. Roux a insisté en particulier sur ce fait que les antiseptiques qu'on employait, dans le traitement de la diphtérie, avant la découverte du sérum spéci-

---

(1) Maurice Cazin. Traitement des plaies de guerre par la méthode de Danysz. *Bull. et Mém. de la Soc. de Méd. de Paris*, 26 février 1915.

fique (1), aggravaient souvent le mal, les muqueuses détruites par l'acide phénique notamment constituant un milieu de culture excellent pour les microbes, qu'il était alors impossible de détruire complètement par les antiseptiques les plus énergiques.

De ses recherches au sujet de l'action des antiseptiques à la fois sur les microbes et sur les tissus, M. Danysz, chef du laboratoire de physiologie à l'Institut Pasteur, a pu conclure « que, pour produire une action encore suffisamment bactéricide, *sans léser les tissus traités*, on ne devrait employer les sels de mercure qu'en solution à partir de 1 pour 300.000 et le nitrate d'argent à partir de 1 pour 200.000 ».

L'application de ces données au traitement des plaies infectées par les solutions extrêmement diluées de nitrate d'argent a été faite à l'École Polytechnique par Mlle Krongold, de l'Institut Pasteur, les solutions ayant été préparées chaque jour avec de l'eau distillée et une solution concentrée de nitrate d'argent, conservée à l'abri de la lumière.

Une de mes premières observations de plaie articulaire infectée, traitée par la méthode de Danysz, est celle de Louis L..., soldat au 36° d'infanterie, atteint le 10 janvier dernier d'une fracture de l'exmité supérieure de l'humérus gauche par éclat d'obus, et entré seulement quatre jours plus tard à l'Hôpital Messimy, avec une gangrène totale du membre supérieur, dont je pratiquai immédiatement la désarticulation, dans des conditions particulièrement défavorables, car l'infiltration septique s'étendait au delà des limites de l'exérèse. Immédiatement après l'opération, M. Bégenne-Lamotte fit, tout autour du moignon de l'épaule, des injections sous-cutanées d'oxygène, qui furent répétées le lendemain ; l'infiltration septique fut ainsi circonscrite et l'infection resta limitée à la plaie articulaire, qui, deux fois par jour, fut largement irriguée à l'éther ; malgré cela, elle suppurait abondamment, quand, le 22 janvier, M. Kœchlin commença les lavages, deux fois par jour, avec une solution de nitrate d'argent à 1 pour 200.000, en employant chaque fois 2 litres de solution, de façon à faire une irrigation prolongée. Après *trois jours* de

____

(1) J. Danysz. Traitement des plaies de guerre par les solutions de nitrate d'argent à 1 pour 200.000 à 500.000. *Comptes rendus de l'Académie des Sciences*, t. 160, p. 107, séance du 18 janvier 1915.

traitement, la suppuration était à peu près tarie, et les tissus commençaient à bourgeonner, en même temps que la température tombait complètement.

Dès la fin de février, la vaste cavité résultant de l'absence de réunion des lambeaux en partie sphacélés était presque entièrement comblée et le malade, qu'on pouvait considérer comme guéri, partit en convalescence.

Dans trois cas de larges plaies infectées de l'articulation du coude, la méthode conservatrice m'a donné des résultats absolument inespérés.

Une première observation est celle du lieutenant Georges A..., âgé de 32 ans, atteint le 30 novembre 1914 d'une large plaie de la face postérieure du coude, avec destruction de l'extrémité supérieure du cubitus et ouverture large de la cavité articulaire, mettant presque entièrement à nu le revêtement cartilagineux de la trochlée humérale (fig. 27).

Le blessé étant entré le 2 décembre à l'Hôpital Messimy, j'essayai de rapprocher avec des points de suture au tendon de renne l'olécrâne rétracté de ce qui restait de la partie supérieure du cubitus, après avoir lavé à l'éther la cavité articulaire, et je suturai les téguments au crin de Florence. Les sutures ne tinrent pas et l'articulation fut de nouveau béante, vers le 15 décembre.

A ce moment les parties molles mises à nu avaient une teinte grisâtre, sans tendance au bourgeonnement. Le 18 décembre je commence des lavages quotidiens au nitrate d'argent en solution à 1 pour 200.000, pendant cinq à dix minutes chaque fois. En quatre jours, la teinte grisâtre des tissus a fait place à une teinte rosée, et bientôt les bourgeons charnus se multiplient avec une telle rapidité que, après quinze jours de traitement, la largeur et la profondeur de la plaie ont diminué de moitié.

Le 25 janvier la cicatrisation est presque terminée, de sorte que je peux songer à immobiliser dans un plâtre l'avant-bras fléchi à angle aigu sur le bras, alors que j'avais dû jusque-là maintenir le membre dans l'extension pour faciliter le rapprochement des parties. A la fin de février la plaie était en grande partie cicatrisée, et il ne restait plus qu'une petite fistule conduisant sur un séquestre du

cubitus, encore adhérent à la diaphyse. J'ajoute que l'articulation
a conservé une mobilité assez étendue.

Une observation non moins démonstrative concerne le soldat

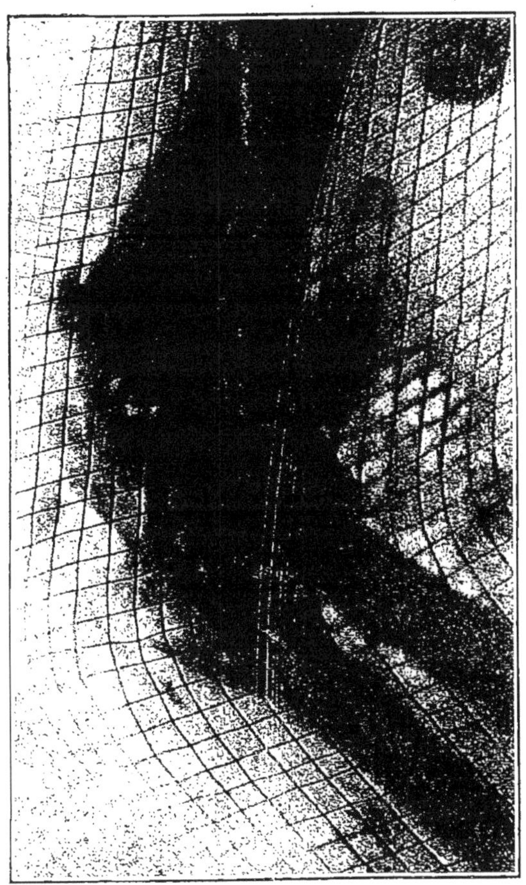

Fig. 23. — Plaie du coude avec fracture de l'extrémité inférieure de l'humérus
et fracture des extrémités supérieures du cubitus et du radius.

Emile B., âgé de 38 ans, du 231° d'Infanterie, atteint le 9 janvier
d'une large plaie ostéo-articulaire du coude, et arrivé quatre jours
plus tard à l'Hôpital Messimy. La plaie, au moment de l'arrivée du
blessé, avait un mauvais aspect et dégageait une odeur de sphacèle;

la radiographie du coude montrait une destruction à peu près complète de l'extrémité inférieure de l'humérus et des extrémités supérieures des deux os de l'avant-bras (fig. 26). Le membre fut immobilisé
au moyen d'une attelle plâtrée antérieure, et quelques jours plus tard
avec un appareil à anse armée de Gourdet. Les irrigations de la
plaie avec une solution de nitrate d'argent à 1 pour 200.000 furent
commencées le 16 janvier, et pratiquées régulièrement matin et soir.
A partir de ce moment l'amélioration fut rapide, la suppuration
diminua et, sous l'influence d'un bourgeonnement intense, la plaie
se combla rapidement.

Ce malade, lorsqu'il a quitté l'Hôpital, éliminait encore des séquestres, mais son état pouvait être considéré comme tout à fait satisfaisant, et il conservait un membre qui paraissait devoir être amputé
à bref délai, lors de son entrée.

Dans un cas analogue au précédent, chez le soldat P., que j'ai
traité également à l'Hôpital Messimy, les lésions osseuses étaient
limitées à l'extrémité inférieure de l'humérus, mais le foyer de fracture infecté communiquait avec la cavité articulaire du coude, que
j'ai dû ouvrir largement. Après deux mois de traitement par le
nitrate d'argent à 1 pour 200.000 la plaie articulaire était presque
entièrement cicatrisée, mais une nouvelle intervention a été nécessaire pour enlever quelques séquestres. Trois semaines plus tard la
guérison était à peu près complète. Là encore l'amputation a pu être
évitée et le blessé conserve un membre utile.

En opposition avec ces résultats très satisfaisants que m'a donnés
la méthode conservatrice dans les observations que je viens de
résumer brièvement, j'ai eu l'occasion d'observer un bien mauvais
résultat d'une résection pratiquée dans un cas de fracture du coude
par éclat d'obus, chez un sous-lieutenant d'artillerie, élève de l'Ecole
Polytechnique. La jointure était absolument ballante et le membre
en fléau, inutilisable sans le port d'un appareil.

La méthode conservatrice m'a donné un insuccès chez un blessé
que j'ai soigné avec le Dr Triboulet à l'Hôpital Annexe du Val-de-
Grâce n° 12. Cet homme avait été, il est vrai, hospitalisé tardivement, et nous était arrivé, avec un état général extrêmement grave,

atteint d'une vaste plaie infectée de l'articulation du coude. Après un large débridement de son articulation, suivi de lavages à l'éther, nous avons cru devoir essayer de sauver ce membre, qui n'était en réalité pas plus profondément atteint que ceux des blessés cités plus haut, et ce n'est qu'après quelques jours de traitement conservateur que nous avons pratiqué l'amputation, devant la persistance d'un mauvais aspect de la plaie et de phénomènes généraux inquiétants. Le moignon paraissait en bonne voie de guérison, lorsque le blessé a succombé, huit jours après l'intervention, à une double pneumonie.

Au membre inférieur, le méthode conservatrice nous a donné de beaux résultats, dans plusieurs cas de plaies articulaires gravement infectées, notamment chez un blessé atteint d'une arthrite suppurée du genou, avec une vaste perte de substance de la face externe de la jointure, que nous avons soigné à l'Hôpital auxiliaire n° 66, chez les Petites Sœurs de l'Assomption. Ce malade est parfaitement guéri, et sous l'action d'un traitement mécanothérapique la mobilité de l'articulation augmente progressivement.

Deux blessés, S... et J. P..., atteints de lésions graves du tarse par éclat d'obus, avec suppuration diffuse et état phlegmoneux du pied, qui semblaient nécessiter une amputation immédiate, ont été traités par nous, l'un à l'Hôpital Messimy, l'autre à l'Hôpital auxiliaire 66, par les injections intra-articulaires d'éther, et les bains prolongés au permanganate de potasse. Ils ont guéri après un traitement assez long, et conservent un pied parfaitement normal au point de vue fonctionnel.

TRAITEMENT DES PLAIES INFECTÉES

PAR LA MÉTHODE DE DANYSZ

———

Depuis le mois de décembre 1914, à l'instigation de mon savant ami J. Danysz, chef du laboratoire de physiologie à l'Institut Pasteur, j'ai eu recours aux solutions extrêmement diluées de nitrate d'argent dans le traitement des plaies de guerre et j'en ai obtenu d'excellents résultats au double point de vue de la désinfection très rapide et du bourgeonnement intensif des plaies, aboutissant en un temps relativement court à une réparation complète de pertes de substance même très étendues.

Ce qui a fait abandonner l'emploi de beaucoup d'antiseptiques, malgré leurs propriétés bactéricides, c'est le défaut qu'ils présentent de léser gravement les tissus sur lesquels on les fait agir, et c'est là une des principales raisons pour lesquelles l'asepsie s'est substituée si avantageusement à l'antisepsie.

Comme le fait remarquer M. Danysz dans une récente communication à l'Académie des Sciences (1), où il expose les résultats des recherches qui l'ont amené à préconiser l'emploi des solutions très diluées de nitrate d'argent, notre illustre maître M. Roux a insisté sur ce fait que les antiseptiques qu'on employait, dans le traitement de la diphtérie, avant la découverte du sérum spécifique, aggravaient souvent le mal, car « les muqueuses détruites par l'antiseptique constituaient un milieu de culture excellent pour les microbes,

———

(1) J. DANYSZ. Traitement des plaies de guerre par les solutions de nitrate d'argent à 1 pour 200.000 à 500.000. *Comptes rendus de l'Académie des Sciences*, t. 160, p. 107, séance du 18 janvier 1915.

qui ne pouvaient jamais être détruits complètement par les antiseptiques les plus énergiques ; et l'on voyait ainsi des foyers d'infection primitivement très petits s'élargir rapidement et envahir toute la gorge, la langue et le palais ».

De ses recherches au sujet de l'action des antiseptiques à la fois sur les microbes et sur les tissus, M. Danysz a pu tirer les conclusions suivantes :

« Les substances les plus antiseptiques sont les sels métalliques et plus particulièrement les sels de *mercure* et d'*argent*.

« Le bichlorure de mercure stérilise une eau très infectée en solution à 1 pour 1 million et même jusqu'à 1 pour 5 millions.

« Le *nitrate d'argent* stérilise sûrement une eau ensemencée de la même façon en solution à 1 pour 1 million. »

En ce qui concerne l'action de ces deux antiseptiques sur les cellules, M. Danysz a constaté « que le sublimé coagule les éléments du sang défibriné *in vitro* en solution à 1 pour 15.000 et les solubilise encore à 1 pour 200.000 », tandis que le nitrate d'argent ne donne avec le sang *in vitro* aucune réaction appréciable, à 1 pour 50.000, et, injecté dans les veines à 1 pour 200.000, ne donne aucune réaction inflammatoire.

M. Danysz a donc pu en conclure « que, pour produire une action encore suffisamment bactéricide, *sans léser les tissus traités*, on ne devrait employer les sels de mercure qu'en solution à partir de 1 pour 300.000 et le nitrate d'argent à partir de 1 pour 200.000 ».

L'application de ces données au traitement des plaies de guerre par les solutions très diluées de nitrate d'argent a été faite dans mon service de l'Hôpital Messimy, à l'Ecole Polytechnique, avec la collaboration très dévouée de Mlle Krongold, de l'Institut Pasteur. Les solutions ont été soigneusement préparées chaque matin, au moment de leur emploi, avec de l'eau distillée et une solution concentrée de nitrate d'argent, conservée à l'abri de la lumière ; il est, en effet, très important de préparer minutieusement des solutions aussi diluées, pour éviter la réduction des parties infinitésimales de sel d'argent qu'elles contiennent.

J'ai publié à ce sujet une première série d'observations dans une communication à la Société de médecine de Paris, le 26 février 1915 (1) :

Le premier cas traité était celui de Georges A..., âgé de 32 ans, atteint le 30 novembre 1914 d'une plaie de la face postérieure du coude, avec destruction à peu près complète de l'extrémité supérieure du cubitus et ouverture large de la cavité articulaire (fig. 27). Le blessé étant entré le 2 décembre à l'Hôpital Messimy, j'essayai de rapprocher avec quelques points de suture l'olécrâne retracté de ce qui restait de la partie supérieure du cubitus, après avoir lavé à l'éther la cavité articulaire, et je suturai les téguments au crin de Florence. Les sutures ne tinrent pas et l'articulation fut de nouveau béante. Le 18 décembre je commençai des lavages quotidiens au nitrate d'argent en solution à 1 pour 200.000, pendant cinq à dix minutes chaque fois. En quatre jours, la teinte grisâtre des tissus fit place à une teinte rosée, et bientôt les bourgeons charnus se multiplièrent avec une telle rapidité que, après quinze jours de traitement, la largeur et la profondeur de la plaie avaient diminué de moitié. Au commencement de mars, la plaie était à peu près guérie, et il ne restait plus qu'une petite fistule conduisant sur un séquestre du cubitus, encore adhérent à la diaphyse.

Une deuxième observation, également très intéressante, était celle d'un soldat du 36ᵉ d'Infanterie, Louis L..., atteint le 10 janvier d'une fracture de l'humérus gauche par un éclat d'obus, et entré le 14 janvier à l'Hôpital Messimy, avec une gangrène totale du membre supérieur, dont je pratiquai immédiatement la désarticulation, dans des conditions particulièrement défavorables, car l'infiltration septique s'étendait au delà des limites de l'exérèse. La plaie opératoire suppurait encore abondamment, malgré les lavages à l'éther, quand, le 22 janvier, M. Kœchlin commença les lavages, deux fois par jour, avec une solution de nitrate d'argent à 1 pour 200.000, en employant chaque fois 2 litres de solution, de façon à faire une irrigation prolongée. Après *trois jours* de traitement, la suppuration était presque tarie,

____

(1) Maurice CAZIN. Traitement des plaies de guerre par la méthode de Danysz. *Bull. et Mém. de la Soc. de méd. de Paris,* 1915, p. 60.

et les tissus commençaient à bourgeonner, en même temps que la température tombait.

A la fin du mois de février, la vaste cavité résultant de l'absence de réunion des lambeaux était comblée et le malade pouvait être considéré comme guéri.

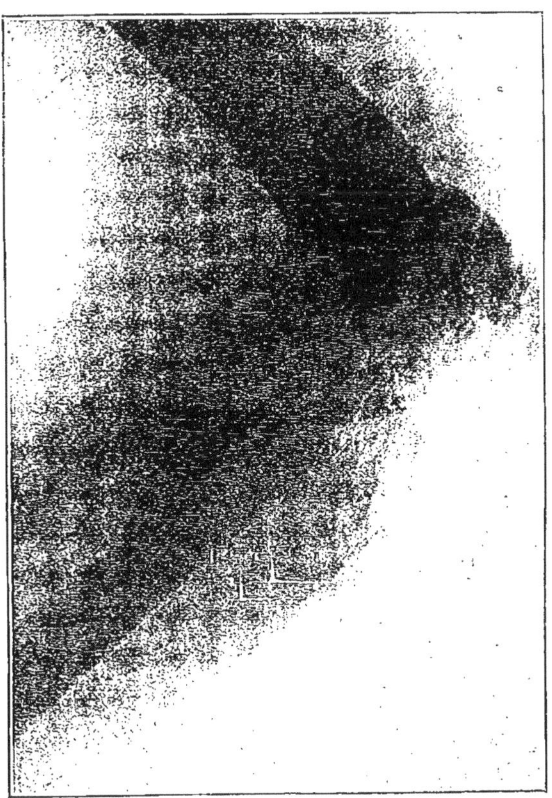

FIG. 27. — Plaie du coude avec ouverture large de l'articulation et destruction de l'extrémité supérieure du cubitus.

Un autre fait, non moins démonstratif, concernait, comme dans le premier cas, une large plaie ostéo-articulaire du coude (fig. 26), chez un soldat du 231ᵉ d'Infanterie, Émile B., âgé de 38 ans, entré à l'Hôpital Messimy le 13 janvier 1915, après avoir été blessé le 9 janvier. La plaie, au moment de l'arrivée du blessé, avait un mauvais aspect et

dégageait une odeur de sphacèle. Le membre fut immobilisé d'abord
au moyen d'une attelle plâtrée antérieure, et plus tard avec un appareil de Gourdet. Les irrigations de la plaie avec une solution de
nitrate d'argent à 1 pour 200.000 furent commencées le 16 janvier,
et pratiquées matin et soir. A partir de ce moment la suppuration
diminua et, sous l'influence d'un bourgeonnement intense, la plaie
se combla rapidement. J'ai revu ce malade qui, après avoir éliminé
des séquestres, peut être considéré comme guéri ; il conserve avec
une ankylose du coude à angle aigu un membre qui paraissait devoir
être amputé à bref délai.

Un quatrième fait concerne un soldat du 298ᵉ d'Infanterie, Jean T.,
âgé de 33 ans, atteint de fracture très infectée de l'extrémité inférieure
de l'humérus. Il était en traitement depuis trois mois, lorsque M. Kœchlin a commencé les injections de nitrate d'argent à 1 pour 200.000
dans les trajets fistuleux. Aussitôt la suppuration a diminué, ainsi
que le gonflement et la rougeur phlegmoneuse du bras.

A l'Hôpital Annexe du Val-de-Grâce nᵒ 12 et à l'Hôpital auxiliaire
nᵒ 66, où j'ai employé également la méthode de Danysz, j'ai obtenu
d'aussi bons résultats, notamment pour une fracture du fémur avec
vaste plaie très infectée des deux fesses, et dans un cas de phlegmon
diffus de l'avant-bras, compliquant une fracture du radius, pour lequel
j'ai été sur le point de faire une amputation d'urgence.

Ces observations viennent à l'appui des conclusions énoncées par
M. Danysz :

« 1ᵒ *Les substances irritantes, en solutions assez concentrées pour
tuer les cellules des tissus lésés, non seulement n'arrêtent pas les
infections, mais ont pour effet certain de les prolonger et de retarder
la guérison des plaies ;*

« 2ᵒ *Dans le choix des antiseptiques on doit donner la préférence
à ceux qui, à une dose déterminée, sont encore antiseptiques, mais ne
tuent plus les cellules et ont surtout pour rôle d'augmenter la défense
de l'organisme en excitant la multiplication des cellules et la recons-
titution des tissus ;*

« 3ᵒ *Jusqu'à nouvel ordre, la combinaison de ces deux actions,
reconstituante et antiseptique, se trouve le mieux réalisée par l'emploi de l'azotate d'argent en solution à 1 pour 200.000 à 500.000. »*

TRAITEMENT DES PLAIES INFECTÉES

PAR LE SÉRUM DE LECLAINCHE ET VALLÉE

Dès la fin du mois de décembre 1914, à l'instigation du Dr Roux, dont les conseils m'ont été toujours si particulièrement précieux, j'ai employé le sérum polyvalent de MM. Leclainche et Vallée, pour le traitement des plaies infectées, dans les différents services qui m'ont été confiés soit à l'Hôpital de Mme Messimy (Annexe du Val-de-Grâce n° 3), soit à l'Hôpital-Annexe du Val-de-Grâce n° 12, placé sous la direction de M. le Médecin-principal Variot, soit aux Hôpitaux auxiliaires de la Croix-Rouge n°° 66 et 79.

MM. Leclainche et Vallée ont exposé les principes de leur méthode du *traitement sérique spécifique des plaies* dans une communication à l'Académie de Médecine (1) que je résumerai brièvement.

Des études expérimentales poursuivies depuis plusieurs années leur ont permis d'établir « qu'il est possible d'assurer la *digestion* des agents microbiens des plaies en apportant aux cellules organiques, avec un sérum *spécifique*, les sensibilisatrices correspondantes, de conserver à ces cellules toute leur vitalité et leur aptitude à édifier des tissus de réparation. »

En mars 1912, MM. Leclainche et Vallée ont publié, dans une communication à l'Académie des Sciences, leurs procédés de préparation d'un sérum polyvalent dont l'emploi a été expérimenté dans plusieurs services hospitaliers pendant ces dernières années. Ce sérum « ren-

---

(1) Leclainche et Vallée. Sur le traitement sérique spécifique des plaies. *Bulletin de l'Académie de médecine*, 23 février 1915, p. 280.

ferme les *anticorps* correspondant aux agents des diverses inflammations et suppurations : multiples races ou variétés de *staphylocoques*, de *streptocoques*, de *colibacilles*, de *pyocyaniques*, de *proteus*... », agents aérobies auxquels les auteurs de la méthode ont associé divers types d'anaérobies : *vibrion septique* et *perfringens*.

Le sérum polyvalent est fourni par des chevaux immunisés contre ces germes des diverses suppurations, mais, contrairement à ce que l'on pourrait supposer, l'action du sérum polyvalent, mis en contact direct avec les tissus, est « toute différente de celle qui est exercée par les sérums *normaux* de cheval ou de chèvre, expérimentés par divers auteurs à la suite des intéressantes recherches de Raymond Petit... Il agit remarquablement dans le traitement des plaies du cheval, alors que celui-ci reste naturellement indifférent au sérum normal homologue; de plus, son action est limitée chez le cheval aux infections provoquées par les espèces microbiennes utilisées pour sa préparation : chute de la température, disparition du pus, *action rapide après échec* d'autres médications et notamment *de l'emploi du sérum normal de cheval*, frais ou chauffé. »

Mode d'emploi : 1° Le sérum polyvalent de Leclainche et Vallée a été préparé dans un but d'*utilisation purement locale*, pour être *appliqué directement sur les plaies en injections* ou *pansements*, soit à l'état liquide, comme on l'a surtout employé, soit à l'état de poudre ;

2° Il a été aussi utilisé avec succès en *injections hypodermiques* ou *intra-veineuses* dans certains cas de *septicémies staphylococciques ou streptococciques*.

1° *Technique des pansements au sérum polyvalent*. — L'application de la méthode de Vallée et Leclainche doit exclure l'emploi de tout antiseptique, qui, quel qu'il soit, enraye toujours l'action phagocytaire et opsonisante du sérum polyvalent.

Il convient donc de laver les plaies qu'on veut traiter par le sérum avec une solution bouillie tiède de chlorure de sodium à 9 °/₀ dans de l'eau, *distillée* de préférence.

Selon les cas on applique sur la plaie des couches de gaze simple stérilisée, imprégnées de sérum, ou bien on introduit dans les trajets fistuleux ou les cavités, des mèches imprégnées de sérum, ou encore on y injecte le sérum sans le diluer (1). Puis on fait un pansement sec de protection.

Les pansements au sérum sont renouvelés autant qu'il est nécessaire, et selon les indications de chaque cas. Chez la plupart des malades dont j'ai traité les plaies infectées par cette méthode, le pansement au sérum polyvalent a été renouvelé matin et soir.

D'après MM. Vallée et Leclainche, l'usage prolongé du sérum *en pansements* n'expose à aucun accident anaphylactique ou autre.

2° Emploi du sérum polyvalent en injections hypodermiques ou intraveineuses. — Tous les blessés qui ont reçu préalablement une injection préventive de sérum antitétanique, se trouvent exposés à des accidents d'anaphylaxie sérique et « peuvent, de ce fait, présenter des accidents graves à la *réinoculation d'un sérum quelconque*, quoique chez eux l'emploi du sérum en pansement demeure inoffensif ».

Pour éviter ces accidents, il suffit de prendre certaines précautions.

Dans le cas où l'on emploie le sérum polyvalent en injections hypodermiques, on injectera d'abord sous la peau deux centimètres cubes de sérum, après s'être bien assuré que l'aiguille n'a pas pénétré dans un vaisseau ; huit à dix heures plus tard, si aucun phénomène sérique ne s'est produit, on fera une injection de vingt centimètres cubes environ. Les injections ultérieures, pratiquées à des courts intervalles, ne comportent pas de précautions spéciales.

Lorsqu'on a recours aux injections intra-veineuses, on utilise des doses de dix, quinze, ou vingt centimètres cubes, en procédant selon les indications de Besredka.

Le malade est préparé « par une injection intra-veineuse préalable et très lente de dix gouttes d'une dilution de sérum au dixième en eau physiologique. Un quart d'heure plus tard, le sérum sera injecté en nature *très lentement*, par doses progressives fractionnées (deux gouttes, un quart de centimètre cube, un centimètre cube, deux centimètres cubes, etc.), en notant soigneusement les réactions du malade ». Au moindre incident on fera une piqûre d'éther.

Pour montrer les heureux effets que donne, dans le traitement des plaies infectées, l'emploi du sérum de Leclainche et Vallée, il me

---

1. Tout flacon débouché doit être aussitôt utilisé.

suffit de choisir quelques faits typiques parmi les nombreuses observations qui ont été prises à ce propos par Mlle Krongold, de l'Institut Pasteur, notre savante et dévouée collaboratrice à l'Hôpital Messimy :

L... Marcelin, âgé de 20 ans, blessé le 20 décembre 1914, est entré dans mon service le 24 décembre 1914. Consécutivement à une plaie en séton de la partie postéro-supérieure de la cuisse gauche, il présentait à ce moment une suppuration abondante, avec une lymphangite étendue du membre inférieur et un mauvais état général. Malgré les débridements effectués, malgré des injections répétées d'électrargol et d'électropalladiol à la dose de 40 à 50 centimètres cubes, la température continuait à osciller entre 38° 6 et 39°. L'examen microscopique du pus, pratiqué par Mlle Krongold, montra la prédominance de streptocoques en longues chaînettes.

Le 30 décembre, M. Kœchlin, interne du service, fait une première injection de 20 centimètres cubes de sérum de Vallée dans les plaies, après lavage préalable à l'eau distillée stérilisée, et continue ces injections chaque jour. Dès le cinquième jour la température est tombée à la normale, la lymphangite a complètement disparu, la suppuration est presque tarie et a fait place à un léger suintement. L'examen microscopique du pus prélevé le 8 janvier montre quelques *cocci*, de rares staphylocoques, *pas de streptocoques*.

A... Auguste, âgé de 24 ans, blessé le 17 décembre 1914, est entré dans mon service de l'Hôpital Messimy le 20 décembre, avec une fracture ouverte des deux os de la jambe au tiers inférieur. Mauvais aspect de la plaie, qui suppure abondamment et dégage une odeur de sphacèle. L'examen bactériologique du pus montre la présence du bacille perfringens (en culture anaérobie). Le membre inférieur est immobilisé dans un plâtre de Gourdet, et le foyer de fracture est lavé deux fois par jour à l'éther.

Le 6 janvier, un nouvel examen du pus montre des staphylocoques, quelques rares streptocoques, et toujours du perfringens; l'aspect de la plaie est meilleur, mais la suppuration continue à être très abondante.

Le 9 janvier, M. Kœchlin, interne du service, fait une première injection de 10 centimètres cubes de sérum de Vallée, après lavage de la plaie à l'eau distillée stérilisée, et l'on continue les jours suivants à injecter dans la plaie la même dose de sérum polyvalent.

Très rapidement la suppuration diminue, et un examen, pratiqué le 20 janvier, montre la disparition des staphylocoques et des streptocoques; on trouve encore du perfringens.

La suppuration tarie, il restait une perte de substance assez importante au niveau du foyer de fracture du tibia, que j'ai dû évider largement, de façon à obtenir une cicatrisation du tissu osseux à ciel ouvert; à partir de ce moment j'ai employé la balnéation prolongée de la plaie au nitrate d'argent à 1 p. 200.000, suivant la méthode de Danysz, et la réparation s'est effectuée rapidement.

T... Eugène, âgé de 32 ans, atteint le 25 décembre 1914 d'une plaie de la région fessière droite, est arrivé à l'Hôpital Messimy le surlendemain, avec une plaie très infectée, suppurant abondamment, qui a été traitée d'abord par des lavages à l'éther répétés matin et soir.

Le 6 janvier, la température, qui de 40°4 était descendue rapidement à la normale, remonte à 38°7.

L'examen microscopique du pus montre de rares streptocoques et des cocci prenant le Gram.

Le 8 janvier on commence le traitement par les injections quotidiennes de 10 centimètres cubes de sérum de Vallée, après lavage de la plaie à l'eau distillée stérilisée.

Du 10 au 14 janvier, la température descend progressivement à la normale.

A partir du 13 janvier, on n'injecte plus chaque jour que 5 centimètres cubes de sérum de Vallée.

La suppuration cesse, et la plaie se comble rapidement.

B... Paul, atteint le 29 août 1914 d'une fracture du fémur gauche par balle de shrapnell, hospitalisé le 31 août à Louhans, où il est resté jusqu'au 13 janvier 1915, a été évacué à ce moment sur l'Hôpital Messimy. Le foyer de fracture communique avec deux plaies très infectées et suppurant abondamment, située l'une au niveau de la partie inférieure du triangle de Scarpa, l'autre à l'union du tiers moyen et du tiers supérieur de la face externe de la cuisse. L'examen microscopique du pus montre une flore microbienne abondante : staphylocoques en très grand nombre, rares streptocoques, nombreux cocci ne prenant pas le Gram.

Quelques jours après son arrivée à l'Ecole Polytechnique, le malade fait une poussée de lymphangite qui envahit tout le membre inférieur, et qu'on traite par des applications de pommade au collargol.

La température à ce moment oscille entre 39° et 40°.

C'est alors que M. Bégenne-Lamotte, interne du service, commence les injections de sérum polyvalent dans le foyer de fracture, suivies de l'introduction de mèches imprégnées de sérum dans la plaie de la face externe de la cuisse; on emploie ainsi, en deux pansements faits matin et soir,

44 centimètres cubes de sérum par jour. *Quarante-huit heures* après le
début du traitement, la température est tombée à 37°, en même temps
que la suppuration a considérablement diminué.

Le traitement par le sérum de Vallée est continué pendant vingt-deux
jours, et la plaie n'a plus donné qu'un léger suintement d'un liquide séreux.
A partir de ce moment, et après ablation de trois séquestres assez volumineux, la plaie a été traitée par des lavages au nitrate d'argent à
1 pour 200.000, et la réparation s'est effectuée progressivement.

P... Antoine, âgé de 33 ans, également atteint, le 25 novembre 1914,

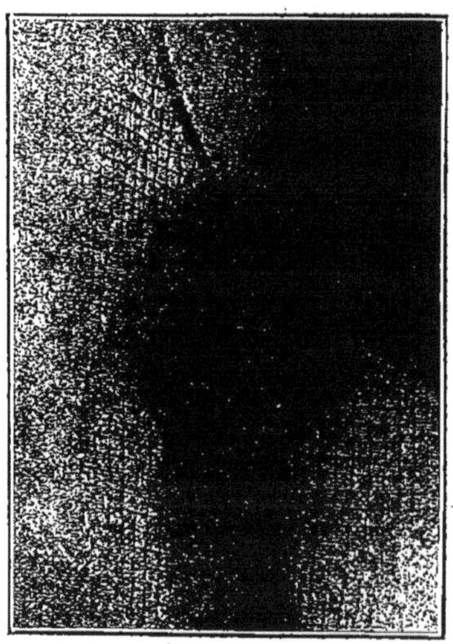

FIG. 28. — Fracture du tiers supérieur
du fémur.

FIG. 29. — La même fracture
après consolidation.

d'une fracture du tiers supérieur du fémur gauche, est entré à l'Hôpital
Messimy le 29 novembre avec une plaie de la face externe de la cuisse,
communiquant largement avec le foyer de fracture, très infectée, suppurant abondamment (fig. 28).

Malgré les lavages de la plaie à l'éther, répétés matin et soir, malgré les
injections sous-cutanées d'électrargol à hautes doses (40 et 50 centimètres
cubes matin et soir), la température, du 30 novembre au 20 décembre,
oscille entre 39° et 40°.

Le 2 janvier 1915, M. Kœchlin, interne du service, commence les injections quotidiennes de 10 centimètres cubes de sérum polyvalent dans la
plaie, suivies de l'application de compresses imbibées de sérum.

Ce traitement a été suivi d'une rapide diminution de la suppuration et la cicatrisation de la plaie a été obtenue en six semaines environ, après élimination d'un séquestre. La consolidation de la fracture du fémur, grâce à l'extension continue, a été obtenue dans de bonnes conditions, avec un raccourcissement très minime (fig. 29).

L... Michel, âgé de 36 ans, blessé le 10 janvier 1915, est entré trois jours plus tard à l'Hôpital Messimy, avec une plaie très infectée de la région postérieure et supérieure du bras gauche, suppurant abondamment et compliquée d'une lymphangite très étendue du membre supérieur. Les injections quotidiennes de 10 centimètres cubes de sérum Vallée dans la plaie furent commencées dès le 15 janvier et continuées jusqu'au 22 janvier. A ce moment la lymphangite a complètement disparu, la suppuration a beaucoup diminué, et la plaie est en bonne voie de guérison.

D..., Etienne, âgé de 23 ans, blessé le 10 novembre 1914, a été évacué le 18 novembre sur l'Hôpital auxiliaire 66 des petites sœurs de l'Assomption, atteint d'une vaste plaie gangréneuse des deux fesses, compliquée d'une fracture de l'extrémité supérieure du fémur gauche, avec suppuration abondante et fétide du foyer de fracture, lymphangite étendue à tout le membre inférieur gauche, état général grave.

Les pulvérisations à l'eau oxygénée, répétées matin et soir, déterminèrent une rapide cicatrisation des plaies fessières, mais les plaies de la cuisse, correspondant au foyer de fracture du fémur, continuaient à suppurer abondamment, malgré les injections d'éther et de teinture d'iode. La température, du 23 décembre au 1er janvier, oscille entre 39° et 40°, et l'état général reste grave. Le 2 janvier, je débride largement le foyer de fracture et j'enlève deux gros séquestres ; le 4 janvier la température monte à 40°8. Le 5 janvier on commence les injections quotidiennes de 10 centimètres cubes de sérum de Vallée dans le foyer de fracture ; quarante-huit heures après la première injection, la température était seulement de 38°8, au quatrième jour elle tombait à 37°8, et le 10 janvier à 37° 4, pour rester définitivement normale. Parallèlement à la chute progressive de la température, la suppuration diminuait rapidement, la lymphangite disparaissait complètement, et l'état général devenait très satisfaisant.

Emploi du sérum en poudre.

Mlle Krongold me présente, le 19 février 1915, une femme âgée de 41 ans, Mme B..., infirmière, atteinte depuis dix-huit ans d'ostéomyélite chronique du tibia, pour laquelle elle a subi deux évidements osseux, l'un en 1896, l'autre en 1913, sans avoir jamais vu sa plaie se cicatriser complètement. Il existe à ce moment une ulcération cutanée de 4 centimètres environ de hauteur, sur 3 centimètres de largeur. Après quelques applications de teinture d'iode suivies de pansements à la poudre d'ectogan, on fait pendant huit jours des pansements avec de la gaze imprégnée de sérum polyvalent liquide, sans obtenir une amélioration très appréciable. Du 14 au 18 mars Mlle Krongold applique des pansements secs après avoir saupoudré la plaie avec du sérum polyvalent *en poudre*. Le suintement diminue alors très vite et la cicatrisation de la plaie fait des progrès rapides ; la sensibilité de la région disparaît et la marche devient plus facile. Le 15 avril la plaie est complètement fermée.

Emploi du sérum polyvalent en injections hypodermiques.

B... Emile, âgé de 38 ans, atteint d'une vaste plaie ostéo-articulaire du coude, le 9 janvier 1915, est entré quatre jours plus tard à l'Hôpital Messimy, et sa plaie, à ce moment, avait un mauvais aspect et dégageait une odeur de sphacèle.

Du 13 janvier au 3 avril la température varie constamment entre 38°4 et 39°6, malgré les bains de permanganate répétés matin et soir, ou les lavages au nitrate d'argent, qui ont malgré cela produit un bourgeonnement extrêmement actif des tissus.

Du 3 au 7 avril on fait cinq injections sous-cutanées de sérum polyvalent, en injectant 2 centimètres cubes seulement le premier jour, puis successivement 10, 15 et 20 centimètres cubes. La température descend progressivement à 37°5, jusqu'au 10 avril. Le 11 avril elle remonte à 38°9, mais cette élévation coïncide avec une rétention purulente qui nécessite une contre-ouverture.

Le 16 on recommence les injections sous-cutanées de sérum polyvalent, la température se maintenant aux environs de 39°. Après six injections la température est devenue et s'est maintenue normale.

I... S., tirailleur algérien, entre le 25 février 1915, à l'Hôpital Messimy, avec une fracture ouverte très infectée du tibia et un état général extrêmement grave, la température oscillant entre 39° et 40°. Devant la persistance de la fièvre, malgré tous les moyens usuels employés localement, on fait une première série de quatre injections hypodermiques de sérum polyvalent (2 centimètres cubes le premier jour, 15 le deuxième, 20 le troisième et le quatrième jour) et la température tombe à 38°. On cesse les injections et bientôt elle remonte à 39°7. On fait une nouvelle série de cinq injections sous-cutanées de sérum polyvalent, et la température tombe de nouveau à 38°. Le malade va actuellement aussi bien que possible.

Ces observations, que j'ai présentées à la Société de Médecine de Paris le 14 mai 1915 (1), sont particulièrement démonstratives et montrent d'une façon indiscutable l'importance des services que peut rendre le sérum polyvalent de Leclainche et Vallée dans le traitement des plaies infectées, non seulement au point de vue de son action locale, lorsqu'on l'emploie en injections ou en pansements, mais aussi au point de vue de son action générale dans le cas de septicémie, soit qu'on l'emploie localement à l'état liquide, ou sous forme de poudre, soit qu'on ait recours aux injections hypodermiques, pratiquées en dehors du siège des lésions.

MM. Maurice de Fleury (2) et O. Pasteau (3) ont déjà insisté sur l'excellence des résultats qu'ils ont obtenus par l'usage du sérum polyvalent dans le traitement des plaies infectées.

Comme eux, j'ai observé que l'emploi *local* de ce sérum fait diminuer rapidement la suppuration dans les plaies bien détergées, en même temps qu'il détermine une cessation des douleurs et un abaissement de la température, souvent brusque et définitif.

L'application directe du sérum sur les plaies, au moyen de compresses ou de mèches de gaze, et l'injection dans les cavités ou dans les trajets fistuleux, à doses assez élevées et fréquemment répétées, n'ont jamais donné chez nos blessés la moindre réaction sérique.

Quand l'action bienfaisante du sérum appliqué localement ne se manifeste pas rapidement d'une façon évidente, il est inutile de continuer ce traitement, car, dans ce cas, les applications répétées et prolongées n'auront aucune efficacité.

D'après les constatations de M^llo Krongold, le sérum polyvalent de Leclainche et Vallée semble avoir une action particulièrement favorable sur les suppurations à streptocoques. Il se montre également très efficace contre les suppurations dues à certaines associations

____

(1) Maurice Cazin. *Bull. et Mém. de la Soc. de Méd. de Paris,* 1915, p. 155.

(2) Maurice de Fleury. Le traitement des plaies infectées par le sérum spécifique de Vallée-Leclainche. *Bulletin de l'Académie de Médecine.* Séance du 4 mai 1915, p. 548.

(3) O. Pasteau. Le pansement des plaies infectées par le sérum polyvalent de Vallée et Leclainche. *Bulletin de l'Académie de Médecine,* Séance du 11 mai 1915.

microbiennes, telles que : anaérobies (B. perfringens) accompagnés d'aérobies (streptocoques, diplocoques, staphylocoques). Son action paraît sans effet lorsqu'il s'agit du bacille pyocyanique ou de staphylocoques en prédominance.

En ce qui concerne l'emploi du sérum polyvalent comme traitement *général,* au moyen d'injections sous-cutanées, notre expérience ne porte actuellement que sur un nombre restreint d'observations, mais il nous semble que, dans les cas particulièrement graves où nous y avons eu recours, le résultat a été très favorable, puisque nous avons observé, sous l'influence de ce traitement, une chute progressive et assez rapide de la température, ainsi qu'une amélioration de l'état général.

Il est donc à souhaiter que la méthode de MM. Leclainche et Vallée puisse être expérimentée sur une grande échelle dans tous les services de chirurgie où l'on soigne de grands blessés atteints de plaies infectées, car on est en droit d'espérer que cette nouvelle thérapeutique nous aidera à lutter efficacement contre un grand nombre de suppurations rebelles aux traitements usuels.

RÉSULTATS DE L'HOSPITALISATION

PRÉCOCE DES BLESSÉS

J'ai insisté, dès les premiers mois de la guerre, sur les différences extrêmement frappantes constatées par nous tous entre les résultats merveilleux que donne l'*hospitalisation précoce*, dans le traitement des blessures de guerre, et ceux qui sont la conséquence d'une hospitalisation tardive, après les évacuations à de longues distances (1).

J'ai cité à ce propos l'exemple d'un convoi de 158 blessés évacué, dans la nuit du 4 au 5 septembre 1914, sur l'Hôpital créé et dirigé à l'École Polytechnique par la fille de mon vénéré maître Cornil, Mme Messimy. Tous ces blessés, dont beaucoup présentaient des lésions graves, avaient été frappés la veille, à la bataille de la Marne ; tous ont été pansés dès leur arrivée, entre 10 heures du soir et 2 heures du matin, et *tous ont guéri*.

En revanche, nous avons reçu à plusieurs reprises, comme dans tous les hôpitaux parisiens, des convois de blessés sortant d'un long et douloureux voyage, d'une durée de quatre ou cinq jours, et souvent davantage, durant lequel les malheureux n'avaient été pansés que d'une façon sommaire.

Pour ces blessés hospitalisés tardivement, il n'est pas exagéré de dire que la mortalité a atteint une moyenne de 10 à 20 °/₀, du fait de complications infectieuses, telles que les gangrènes et le tétanos, *qu'on aurait évitées* par un traitement approprié, *grâce à une hospitalisation précoce*.

Dans ce convoi de 158 blessés, qui, hospitalisés dans les quarante-

---

(1) *Bull. et Mém. de la Soc. de Méd. de Paris,* 1914, p. 579 et 602.

huit heures, ont tous guéri de la façon la plus simple, il y avait cependant un assez grand nombre de cas graves. C'est parmi ces malades que j'ai observé ces faits de fractures du crâne, traversé de part en part, que j'ai rapportés plus haut.

Parmi les fractures compliquées des membres que j'ai pu soigner utilement, grâce à l'hospitalisation précoce, il y avait plusieurs cas de fractures compliquées du fémur ou de l'humérus, qui, après évacuation à longue distance, auraient vraisemblablement nécessité une amputation.

Chez un de ces blessés, atteint d'une blessure grave du genou par balle de shrapnell, avec éclatement d'une partie de la poulie fémorale (fig. 30), j'ai fait une arthrotomie qui m'a permis d'enlever un volumineux fragment osseux basculé entre la rotule et le fémur, et mon opéré a guéri en quelques jours.

J'ai pu également citer, parmi les beaux cas de guérison que j'ai observés à la suite de l'hospitalisation précoce, celui du soldat L..., atteint de plaie pénétrante du poumon, avec hémo-pneumothorax, guéri en sept semaines, et celui d'un tirailleur algérien, atteint de plaie pénétrante de l'abdomen, avec issue du projectile par la région sacrée, et chez lequel l'ouverture d'un abcès paracolique a été suivie d'une guérison rapide.

Je ne veux pas m'étendre davantage sur ces résultats, qui suffisent à démontrer d'une façon indiscutable les avantages de l'hospitalisation précoce, mais je ne puis m'empêcher, avant de terminer, d'opposer à ces résultats si satisfaisants quelques-uns des faits navrants que nous avons malheureusement tous observés, à la suite des lenteurs et des défectuosités de l'évacuation, chez des blessés qui, après un voyage lamentable de train en train et de gare en gare, arrivaient enfin à l'hôpital dans de telles conditions, qu'il était absolument impossible de leur éviter une amputation, ou trop souvent de les empêcher de succomber à leurs blessures.

Un des exemples les plus tristes qu'il m'a été donné de voir est celui d'un soldat qui avait reçu, à Compiègne, une balle dans le mollet, *intéressant uniquement les parties molles*, et *qui aurait dû, sans aucun doute, guérir en quelques jours* s'il avait trouvé sans trop de retard un lit d'hôpital et des pansements convenables. Or, il a mis exactement *dix jours* pour aller de Compiègne à Paris, où il est enfin entré à l'hôpital *avec une gangrène presque totale* du membre inférieur. J'ai cru devoir pratiquer d'urgence une amputation pour essayer de le sauver, mais le malheureux était tellement épuisé qu'il n'a pu la supporter. Quand on songe à ce que la chirurgie moderne

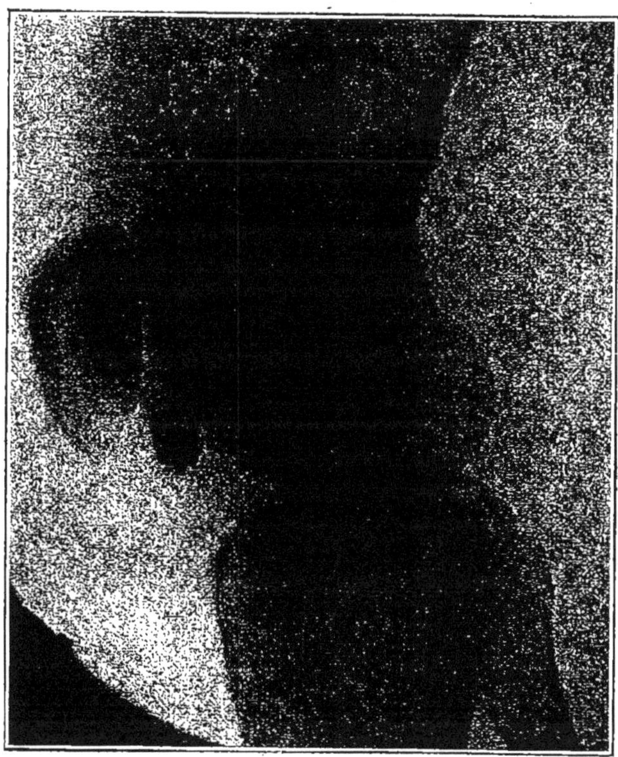

Fig. 30. — Fracture du condyle externe du fémur par balle de shrapnell.

nous permet de réaliser, il est vraiment pénible d'avoir à enregistrer des faits aussi lamentables.

Nous avons reçu des gares régulatrices plusieurs tétaniques, pour lesquels les premiers symptômes s'étaient manifestés au cours de leur évacuation. Étant donné que l'immunité est assurée par une injection de sérum faite dans les quatre ou cinq jours qui suivent la blessure, comment a-t-il été possible de ne pas faire à temps l'injection préventive grâce à laquelle le tétanos aurait dû être tout à fait exceptionnel, alors qu'il a fait des milliers de victimes ? Comme la plupart des gangrènes, le tétanos est une maladie essentiellement *évitable*, et par conséquent *on doit* en préserver nos héroïques soldats.

J'ai pensé que notre devoir était d'appeler l'attention sur ces faits douloureux, espérant qu'on pourrait en tirer des conclusions susceptibles d'aider à la réalisation rapide des améliorations urgentes qu'il fallait apporter aux services de l'évacuation et du triage des blessés ayant besoin d'une hospitalisation rapide.

J'ai surtout voulu signaler les effets désastreux des évacuations à longue distance, mais je n'avais pas la prétention d'indiquer ce qu'il convient de faire pour améliorer une organisation que l'administration du service de santé a étudiée pendant des années.

Tout ce que l'on pouvait dire, c'est qu'il semblait que nos confrères militaires étaient trop souvent débordés par les questions d'ordre administratif, qui parfois, dans les services de l'arrière, devaient passer avant les préoccupations d'ordre médical, c'est-à-dire avant ce qui intéresse directement la guérison de nos soldats. C'est là un fait d'ordre général dont ont été frappés ceux qui ont eu l'occasion de voir fonctionner les services d'évacuation.

Une autre observation visait la façon dont se faisait le triage d'après lequel sont réglées les évacuations lointaines. Ce triage était fait dans les services de l'arrière, où l'on munissait les blessés d'une fiche apparente, de couleur blanche ou rose, suivant qu'ils étaient considérés comme de grands ou de petits blessés. Or, il paraît impossible, après un premier examen, de décider que le blessé atteint d'une fracture compliquée d'un membre est un petit ou un grand blessé, et qu'on peut sans danger l'expédier à l'autre bout de la France.

Si tous les trains sanitaires qui servent à l'évacuation des blessés étaient composés de voitures à intercirculation, nos confrères militaires auraient la possibilité, en cours de route, de renouveler beaucoup de pansements qui n'ont pu être faits dans les gares, et surtout ils effectueraient d'une façon réellement efficace le triage des blessés qui ont besoin d'être hospitalisés rapidement.

D'ailleurs, si de l'arrière on évacuait les blessés d'une façon très large sur les hôpitaux de Paris et des grandes villes les plus rapprochées, ne pourrait-on pas faire beaucoup plus judicieusement dans ces hôpitaux, après deux ou trois jours de repos et de soins appropriés, le triage des blessés qui doivent y être conservés et de ceux qui peuvent sans dangers supporter un transport de deux ou trois jours pour être évacués dans les hôpitaux du sud de la France. On n'évacuerait ainsi à de longues distances que les blessés en voie de guérison au lieu de ces suspects dont beaucoup n'arrivent à destination que pour succomber à l'infection ou subir une amputation.

Ayant été, à la suite de la discussion qui avait suivi mes communications, chargé par la Société de Médecine de Paris de résumer cette discussion, j'ai soumis à mes collègues le rapport suivant, dont les conclusions ont été votées à l'unanimité (1) :

La Société de Médecine de Paris, rendant un hommage ému et reconnaissant au dévouement de tous les confrères du service de santé militaire, qui dépensent sans relâche leur talent et leurs forces au service de nos soldats blessés ou malades, émet le vœu que leurs efforts trouvent une juste récompense dans la prompte réalisation de certaines améliorations urgentes, énumérées ci-après, et portant principalement sur les services de triage et d'évacuation, de façon à réaliser, dans une proportion aussi large que possible, l'*hospitalisation précoce* de tous les soldats atteints de lésions graves ou même de lésions primitivement légères en apparence mais susceptibles de s'aggraver en cours de route du fait d'une hospitalisation retardée.

1° *Nécessité d'une hospitalisation précoce.* — L'expérience de plus de quatre mois de guerre démontre d'une façon évidente que, pour les blessés transportables qui sont hospitalisés dans un service de chirurgie bien organisé moins de quarante-huit heures après le combat, la mortalité est à peu près nulle, en même temps que, à de rares exceptions, la conservation des membres est presque la règle. Au contraire, pour les blessés hospitalisés après quatre ou cinq jours, sinon davantage, de transport dans les trains sanitaires, la mortalité a atteint ou dépassé 10 à 20 °/₀ et des amputations ont été faites par milliers, par suite de complications infectieuses qu'on aurait évitées

---

(1) *Bull. et Mém. de la Soc. de Méd. de Paris,* séance du 11 décembre 1914, p. 615.

ou combattues avec succès grâce à une hospitalisation précoce.

La nécessité d'une hospitalisation précoce est aussi vraie pour les malades que pour les blessés. Ceux qui soignent les typhiques évacués du front ont été frappés de la grande mortalité que donnent les évacuations à de longues distances, alors que l'hospitalisation précoce est suivie de guérison dans la grande majorité des cas.

Il est bien évident que, en raison du grand nombre des soldats blessés ou malades, il est presque impossible de faire soit dans les ambulances du front, soit dans les gares d'évacuation ou dans les gares régulatrices, un triage permettant d'assurer une sélection judicieuse de tous ceux qui doivent être hospitalisés d'urgence dans les hôpitaux les plus proches.

2° *Nécessité de l'intercirculation dans les trains sanitaires.* — Ce triage, dont l'importance est considérable puisqu'il doit avoir pour but de faire bénéficier de l'hospitalisation précoce tous ceux qui en ont besoin, pourrait être continué en cours de route par les médecins des trains d'évacuation, si ces trains étaient composés de voitures à intercirculation, ce qui, pour beaucoup d'autres raisons, devrait être le principe fondamental de l'organisation des trains sanitaires.

Grâce à l'intercirculation les médecins auraient tout le temps nécessaire pour examiner leurs malades et leurs blessés, au lieu de se contenter d'apprécier la gravité de chaque cas d'après la fiche blanche ou rose épinglée sur la capote du soldat.

D'autre part, l'intercirculation permettrait de réaliser un chauffage et un éclairage parfaits, et d'assurer l'alimentation des malades en cours de route, si cela était nécessaire ; enfin, elle réaliserait une économie de personnel, chaque infirmier du train pouvant surveiller un plus grand nombre de malades.

3° *Hospitalisation précoce dans des hôpitaux de triage bien organisés.* — La seule objection qui puisse être faite au principe de l'hospitalisation précoce, pratiquée sur une large échelle, à Paris notamment, semble être la crainte d'un encombrement rapide des formations sanitaires. Il serait facile de parer à cet inconvénient en procédant dans les grands hôpitaux bien organisés, qui deviendraient ainsi de véritables hôpitaux de triage, à une sélection sévère qui permettrait, après quelques jours d'observation, de *repos dans un lit*, de soins médico-chirurgicaux appropriés et d'hygiène hospitalière, d'évacuer secondairement vers le centre et le sud de la France, dans une proportion de 50 à 75 °/₀, des hommes en voie de guérison certaine, au lieu de ces milliers de blessés qui, évacués directement du champ de bataille vers une des extrémités opposées de la France, ne trouvent un lit d'hôpital qu'après quatre ou cinq jours en moyenne, quand cela n'est pas sept ou huit jours, d'un voyage pénible et dangereux, et trop souvent n'arrivent au but que pour y succomber ou subir une amputation qu'on aurait évitée par une hospitalisation précoce dans un service de chirurgie convenablement organisé.

4° *Utilisation des spécialisations dans les affectations du service de santé.* — En ce qui concerne les affectations données aux confrères militarisés, dans les différentes formations sanitaires, la Société de Médecine de Paris signale avec insistance la nécessité de tenir compte des spécialisations, de façon à réserver aux chirurgiens de carrière et à tous les médecins spécialisés des affectations en rapport avec leurs aptitudes.

En résumé, la Société de Médecine de Paris, réunie en Assemblée générale, émet le vœu que les mesures suivantes soient adoptées sans retard, persuadée qu'elles contribueront à sauver la vie ou à améliorer le sort d'un très grand nombre de nos héroïques soldats :

1° *Hospitalisation précoce des soldats blessés ou malades.*

2° *Réalisation de l'intercirculation dans les trains sanitaires.*

3° *Organisation des évacuations secondaires après triage dans les hôpitaux servant à l'hospitalisation précoce.*

4° *Utilisation des spécialisations dans les affectations du service de santé.*

TABLE DES MATIÈRES

MAYENNE, IMPRIMERIE CHARLES COLIN

9 782019 242343